Stuhl-Yoga für Senioren:

Tägliche 10-Minuten-Übungen für mehr Mobilität, Gleichgewicht, Flexibilität, Kraft und Vitalität. Reduzieren Sie Stress und verbessern Sie Ihre Herzgesundheit

Jane Boyce

1. Einführung in Stuhl-Yoga..5

1.1 Was ist Stuhl-Yoga? 9

1.2 Die Vorteile von Stuhl-Yoga für Senioren 13

2. Die Grundlagen: richtige Haltung und Atmung.....................18

2.1 Richtige Haltung: Grundlagen und Bedeutung....................21

2.2 Atmungstechniken: der Schlüssel zur Entspannung 25

3. Mobilität verbessern: einfache Dehnübungen 29

3.1 Sanfte Nacken- und Schulterdehnungen..............................33

3.2 Bein- und Hüftdehnungen für mehr Flexibilität...................41

4. Gleichgewicht stärken: Balance-Übungen 45

4.1 Grundlegende Balance-Übungen 49

4.2 Fortgeschrittene Balance-Übungen 53

5. Flexibilität erhöhen: sanfte Yoga-Übungen 59

5.1 Sanfte Dehnübungen für den ganzen Körper 63

5.2 Gezielte Dehnübungen für die Wirbelsäule 66

6. Kraft und Vitalität aufbauen: Kräftigungsübungen 70

6.1 Kräftigung der Arm- und Schultermuskulatur......................74

6.2 Kräftigung der Bein- und Rumpfmuskulatur 78

7. Stress abbauen: Entspannungs- und Atemtechniken 81

7.1 Tiefe Bauchatmung...85

7.2 Progressive Muskelentspannung 89

8. Herzgesundheit fördern: kardiovaskuläre Übungen...............92

8.1 Sanfte Herz-Kreislauf-Übungen im Sitzen...........................96

8.2 Atemtechniken zur Unterstützung der Herzgesundheit..........99

9. Schlusswort: ein gesünderes Leben mit Stuhl-Yoga 103

1. Einführung in Stuhl-Yoga

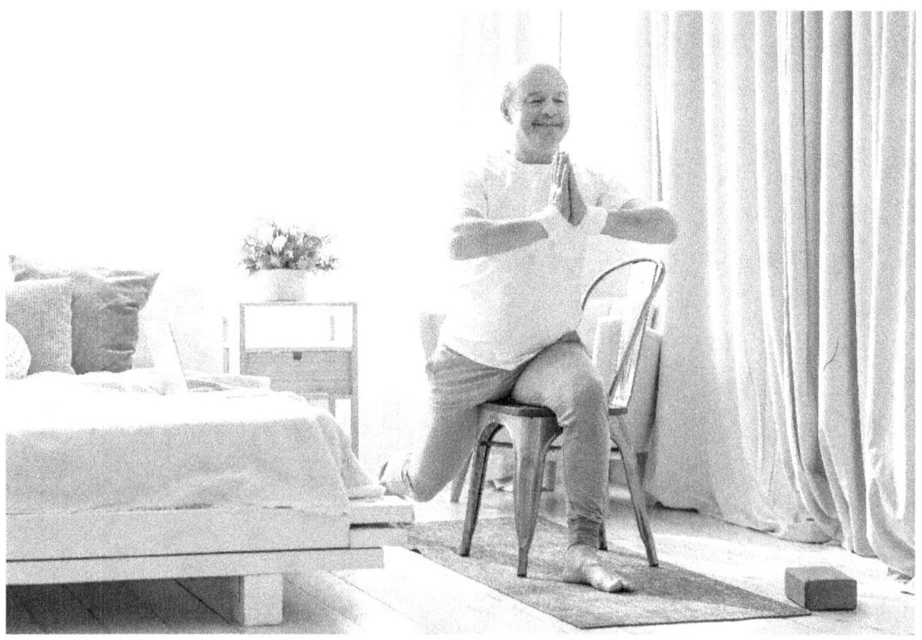

Stuhl-Yoga, eine sanfte und dennoch effektive Form des Yoga, die im Sitzen auf einem Stuhl praktiziert wird, bietet eine ideale Möglichkeit für Senioren, ihre körperliche Fitness und ihr allgemeines Wohlbefinden zu verbessern. Diese Form des Yoga ist besonders vorteilhaft für ältere Menschen, da sie die Notwendigkeit eliminiert, sich auf den Boden zu begeben, was für viele Senioren aufgrund von Gelenkproblemen, eingeschränkter Mobilität oder anderen gesundheitlichen Einschränkungen schwierig sein kann. Stuhl-Yoga ermöglicht es den Praktizierenden, die Vorteile von Yoga zu genießen, ohne sich übermäßig anzustrengen oder das Risiko von Verletzungen einzugehen.

Die Praxis des Stuhl-Yogas umfasst eine Vielzahl von Übungen, die darauf abzielen, die Mobilität, das Gleichgewicht, die Flexibilität und die Kraft zu verbessern. Diese Übungen sind so konzipiert, dass sie in nur 10 Minuten pro Tag durchgeführt werden können, was sie perfekt für einen geschäftigen Alltag macht. Durch die regelmäßige Praxis dieser kurzen, täglichen Routinen können Senioren ihre Beweglichkeit erhöhen, ihr Gleichgewicht verbessern und ihre Flexibilität steigern. Darüber hinaus tragen diese Übungen dazu bei, die Kraft und Vitalität zu fördern, was zu einem insgesamt besseren Lebensgefühl führt.

Ein weiterer wesentlicher Vorteil von Stuhl-Yoga ist die Reduktion von Stress. Durch die Integration von Atemtechniken und Entspannungsübungen hilft Stuhl-Yoga, den Geist zu beruhigen und Stress abzubauen. Dies ist besonders wichtig für Senioren, die oft mit den Herausforderungen des Alterns und den damit verbundenen gesundheitlichen Problemen konfrontiert sind. Die Fähigkeit, Stress effektiv zu bewältigen, kann zu einer besseren geistigen Gesundheit und einem höheren Maß an Wohlbefinden führen.

Die Gesundheit des Herzens ist ein weiterer wichtiger Aspekt, der durch die Praxis von Stuhl-Yoga gefördert wird. Sanfte kardiovaskuläre Übungen, die im Sitzen durchgeführt werden, können die Herzgesundheit unterstützen, indem sie die Durchblutung verbessern und das Herz-Kreislauf-System stärken. Dies ist besonders wichtig für Senioren, die möglicherweise mit chronischen Gesundheitsproblemen wie Bluthochdruck oder Herzkrankheiten zu kämpfen haben.

Die klare Anleitung und die anschaulichen Illustrationen in diesem Buch machen es einfach, die Übungen korrekt auszuführen und die gewünschten Vorteile zu erzielen. Die Leser werden ermutigt, mit den täglichen 10-Minuten-Übungen zu beginnen und die positiven Veränderungen zu spüren, die diese Praxis in ihr Leben bringen kann. Stuhl-Yoga bietet eine sanfte, aber wirkungsvolle Methode, um die Gesundheit und Lebensqualität zu verbessern, und ist der ideale Begleiter auf dem Weg zu einem gesünderen, glücklicheren und aktiveren Leben.

Die Vorteile von Stuhl-Yoga sind vielfältig und umfassen sowohl körperliche als auch geistige Aspekte. Physisch hilft es, die Muskeln zu stärken, die Flexibilität zu erhöhen und die Gelenke zu mobilisieren. Dies kann dazu beitragen, das Risiko von Stürzen zu verringern, was ein häufiges Problem bei älteren Menschen ist. Durch die Verbesserung der Muskelkraft und der Gelenkbeweglichkeit können Senioren ihre Unabhängigkeit länger bewahren und ihre täglichen Aktivitäten ohne größere Einschränkungen bewältigen.

Geistig bietet Stuhl-Yoga eine Möglichkeit zur Entspannung und Stressbewältigung. Die Atemtechniken und Entspannungsübungen, die in die Praxis integriert sind, helfen, den Geist zu beruhigen und ein Gefühl der inneren Ruhe zu fördern. Dies kann besonders hilfreich sein für Senioren, die mit Angstzuständen oder Depressionen zu kämpfen haben. Die Fähigkeit, sich zu entspannen und den Geist zu beruhigen, kann zu einer besseren geistigen Gesundheit und einem höheren Maß an Wohlbefinden führen.

Ein weiterer wichtiger Aspekt von Stuhl-Yoga ist die Gemeinschaft und das soziale Engagement, das es fördern kann. Viele Senioren schätzen die Möglichkeit, an Gruppenaktivitäten teilzunehmen und soziale Kontakte zu knüpfen. Stuhl-Yoga-Kurse bieten eine wunderbare Gelegenheit, sich mit anderen zu verbinden und gemeinsam an der Verbesserung der Gesundheit zu arbeiten. Dies kann dazu beitragen, das Gefühl der Isolation zu verringern, das viele ältere Menschen erleben, und ein Gefühl der Zugehörigkeit und Unterstützung zu fördern.

Die Praxis von Stuhl-Yoga kann auch dazu beitragen, das Selbstvertrauen und das Selbstwertgefühl zu stärken. Durch die regelmäßige Teilnahme an den Übungen und das Erleben der positiven Veränderungen im Körper und Geist können Senioren ein Gefühl der Ermächtigung und des Stolzes auf ihre Fähigkeiten entwickeln. Dies kann dazu beitragen, das allgemeine Wohlbefinden zu verbessern und ein aktives und erfülltes Leben zu führen.

Insgesamt bietet Stuhl-Yoga eine umfassende Methode zur Verbesserung der körperlichen und geistigen Gesundheit von Senioren. Es ist eine zugängliche und effektive Möglichkeit, die Mobilität, das Gleichgewicht, die Flexibilität und die Kraft zu fördern, Stress abzubauen und die Herzgesundheit zu unterstützen. Durch die klare Anleitung und die anschaulichen Illustrationen in diesem Buch werden die Leser ermutigt, mit den täglichen 10-Minuten-Übungen zu beginnen und die positiven Veränderungen zu spüren, die diese Praxis in ihr Leben bringen kann. Stuhl-Yoga ist der ideale Begleiter auf dem Weg zu einem gesünderen, glücklicheren und aktiveren Leben.

1.1 Was ist Stuhl-Yoga?

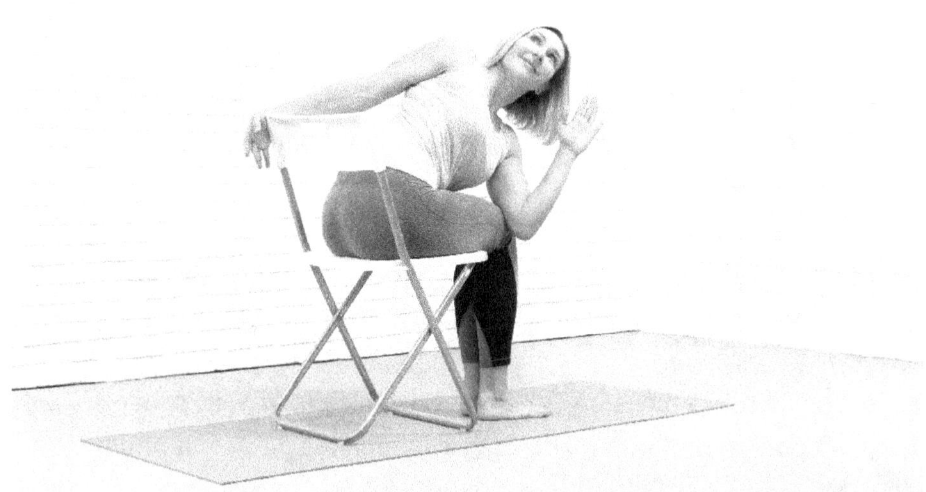

Stuhl-Yoga ist eine spezielle Form des Yoga, die sich durch die Verwendung eines Stuhls als Hauptstütze auszeichnet. Diese Praxis wurde entwickelt, um den Bedürfnissen von Senioren gerecht zu werden, die möglicherweise Schwierigkeiten haben, traditionelle Yoga-Posen auf einer Matte auszuführen. Stuhl-Yoga bietet eine sanfte und zugängliche Möglichkeit, die Vorteile von Yoga zu genießen, ohne die körperlichen Herausforderungen, die mit dem traditionellen Yoga verbunden sind. Es ist besonders nützlich für Menschen mit eingeschränkter Mobilität, Gelenkproblemen oder anderen gesundheitlichen Einschränkungen, die es ihnen erschweren, auf dem Boden zu sitzen oder zu stehen.

Der Hauptunterschied zwischen Stuhl-Yoga und traditionellem Yoga liegt in der Unterstützung durch den Stuhl. Während im traditionellen Yoga viele Posen auf der Matte ausgeführt werden, bietet der Stuhl im Stuhl-Yoga eine stabile Basis, die es den Übenden ermöglicht, sich sicher zu bewegen und zu dehnen. Dies reduziert das Risiko von Stürzen und Verletzungen, was besonders für ältere Menschen von großer Bedeutung ist. Der Stuhl dient als Hilfsmittel, um die Balance zu halten, die Dehnung zu vertiefen und die Muskeln zu stärken, ohne dass die Übenden ihr Gleichgewicht verlieren oder sich überanstrengen müssen.

Ein weiterer Vorteil von Stuhl-Yoga ist die Anpassungsfähigkeit der Übungen. Die Posen können leicht modifiziert werden, um den individuellen Bedürfnissen und Fähigkeiten der Teilnehmer gerecht zu werden. Dies macht Stuhl-Yoga zu einer inklusiven Praxis, die für Menschen jeden Fitnesslevels geeignet ist. Senioren, die möglicherweise seit Jahren nicht mehr aktiv waren, können langsam und sicher wieder in Bewegung kommen, während diejenigen, die bereits eine gewisse Fitness haben, ihre Praxis vertiefen und neue Herausforderungen finden können.

Stuhl-Yoga fördert nicht nur die körperliche Gesundheit, sondern auch das geistige Wohlbefinden. Die Praxis beinhaltet oft Atemübungen und Meditation, die dazu beitragen, den Geist zu beruhigen und Stress abzubauen. Dies ist besonders wichtig für Senioren, die möglicherweise mit Angstzuständen, Depressionen oder anderen psychischen Belastungen zu kämpfen haben. Durch die Konzentration auf den Atem und die Achtsamkeit können die Übenden eine tiefere Verbindung zu ihrem Körper und Geist herstellen, was zu einem Gefühl der Ruhe und des Wohlbefindens führt.

Ein Beispiel für die Wirksamkeit von Stuhl-Yoga findet sich in einer Studie, die an einer Gruppe von Senioren in einem Altersheim durchgeführt wurde. Die Teilnehmer nahmen über einen Zeitraum von zwölf Wochen an regelmäßigen Stuhl-Yoga-Sitzungen teil. Am Ende der Studie berichteten die Teilnehmer über eine signifikante Verbesserung ihrer Mobilität, Flexibilität und allgemeinen Lebensqualität. Viele von ihnen gaben an, dass sie sich weniger steif und schmerzhaft fühlten und dass sie sich sicherer in ihren Bewegungen fühlten. Darüber hinaus berichteten sie über eine Verringerung von Stress und Angst sowie eine Verbesserung ihrer Schlafqualität.

Ein weiteres Beispiel ist die Geschichte von Frau Müller, einer 75-jährigen Rentnerin, die aufgrund von Arthritis und chronischen Rückenschmerzen Schwierigkeiten hatte, sich regelmäßig zu bewegen. Nachdem sie von ihrem Arzt ermutigt wurde, Stuhl-Yoga auszuprobieren, begann sie mit einer wöchentlichen Klasse in ihrem örtlichen Gemeindezentrum. Innerhalb weniger Wochen bemerkte Frau Müller eine deutliche Verbesserung ihrer Flexibilität und eine Verringerung ihrer Schmerzen. Sie fühlte sich auch geistig klarer und weniger gestresst. Heute ist Stuhl-Yoga ein fester Bestandteil ihres täglichen Lebens, und sie ermutigt andere Senioren, es ebenfalls auszuprobieren.

Stuhl-Yoga bietet auch soziale Vorteile. Viele Senioren fühlen sich isoliert und einsam, insbesondere wenn sie Schwierigkeiten haben, das Haus zu verlassen oder an sozialen Aktivitäten teilzunehmen. Stuhl-Yoga-Klassen bieten eine Gelegenheit, neue Menschen kennenzulernen und Teil einer Gemeinschaft zu werden. Die Teilnehmer können sich gegenseitig unterstützen und motivieren, was zu einem stärkeren Gefühl der Zugehörigkeit und des Wohlbefindens führt.

Darüber hinaus kann Stuhl-Yoga helfen, die Herzgesundheit zu verbessern. Regelmäßige Bewegung ist entscheidend für die Aufrechterhaltung eines gesunden Herz-Kreislauf-Systems, und Stuhl-Yoga bietet eine sanfte Möglichkeit, den Herzschlag zu erhöhen und die Durchblutung zu fördern. Dies kann dazu beitragen, das Risiko von Herzkrankheiten, Bluthochdruck und anderen kardiovaskulären Problemen zu verringern. Atemübungen, die oft in Stuhl-Yoga-Sitzungen integriert sind, können ebenfalls die Herzgesundheit unterstützen, indem sie den Blutdruck senken und die Sauerstoffversorgung des Körpers verbessern.

Ein weiterer wichtiger Aspekt von Stuhl-Yoga ist die Verbesserung der Körperhaltung. Viele Senioren neigen dazu, eine gebeugte oder zusammengesunkene Haltung einzunehmen, was zu Rückenschmerzen und anderen Beschwerden führen kann. Stuhl-Yoga-Übungen konzentrieren sich auf die Stärkung der Rumpfmuskulatur und die Ausrichtung der Wirbelsäule, was zu einer besseren Haltung und weniger Schmerzen führen kann. Eine aufrechte Haltung kann auch das Selbstbewusstsein und das allgemeine Wohlbefinden steigern.

Zusammenfassend lässt sich sagen, dass Stuhl-Yoga eine ideale Wahl für Senioren ist, die ihre körperliche Fitness und ihr geistiges Wohlbefinden verbessern möchten. Es bietet eine sichere, zugängliche und effektive Möglichkeit, die Vorteile von Yoga zu genießen, ohne die körperlichen Herausforderungen des traditionellen Yoga. Durch die Verwendung eines Stuhls als Unterstützung können die Übenden ihre Balance, Flexibilität und Kraft verbessern, während sie gleichzeitig Stress abbauen und ihre Herzgesundheit fördern. Stuhl-Yoga ist eine ganzheitliche Praxis, die Körper und Geist gleichermaßen anspricht und Senioren hilft, ein aktives, gesundes und erfülltes Leben zu führen.

1.2 Die Vorteile von Stuhl-Yoga für Senioren

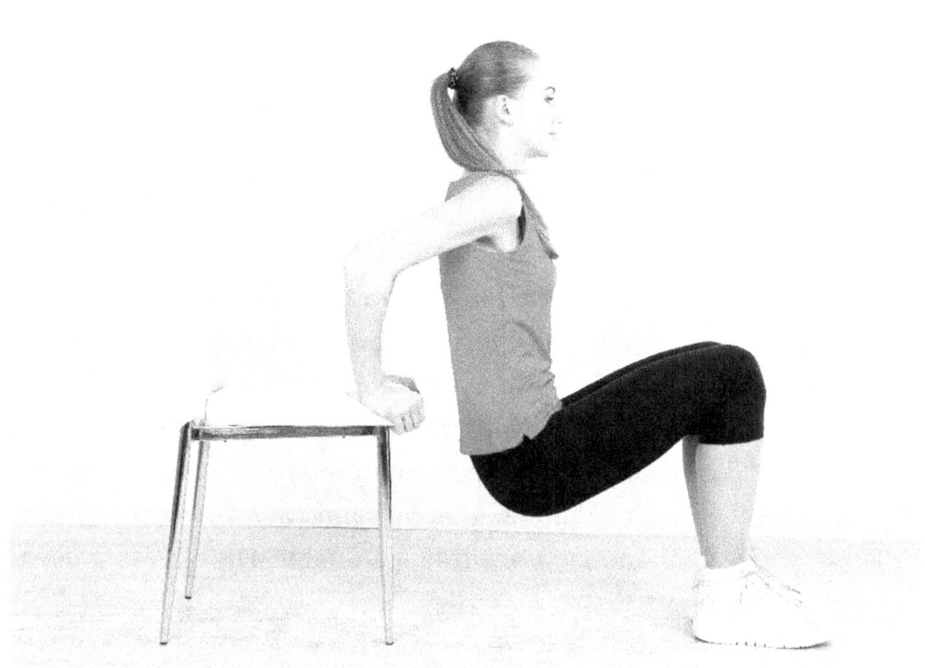

Stuhl-Yoga bietet eine Vielzahl von Vorteilen für Senioren, die weit über die bloße körperliche Fitness hinausgehen. Diese Form des Yoga ist besonders geeignet für ältere Menschen, da sie eine sanfte und zugängliche Methode darstellt, um die Beweglichkeit, das Gleichgewicht, die Flexibilität sowie die Kraft und Vitalität zu verbessern. Die täglichen 10-Minuten-Übungen sind so konzipiert, dass sie leicht in den Alltag integriert werden können und dennoch tiefgreifende positive Auswirkungen auf die Gesundheit und das Wohlbefinden haben.

Ein zentraler Vorteil von Stuhl-Yoga ist die Verbesserung der Mobilität. Mit zunehmendem Alter kann die Beweglichkeit der Gelenke und Muskeln abnehmen, was zu Einschränkungen im täglichen Leben führen kann. Durch gezielte Dehnübungen, die im Sitzen durchgeführt werden, können Senioren ihre Beweglichkeit erhalten und sogar verbessern. Diese Übungen helfen, die Gelenke geschmeidig zu halten und die Muskulatur zu stärken, was wiederum das Risiko von Verletzungen und Stürzen reduziert. Beispielsweise kann eine einfache Übung wie das sanfte Drehen des Oberkörpers im Sitzen dazu beitragen, die Flexibilität der Wirbelsäule zu erhöhen und die Beweglichkeit im Alltag zu verbessern.

Ein weiterer wichtiger Aspekt ist die Förderung des Gleichgewichts. Mit zunehmendem Alter nimmt die Fähigkeit, das Gleichgewicht zu halten, oft ab, was das Sturzrisiko erhöht. Stuhl-Yoga bietet eine sichere Umgebung, in der Senioren ihre Balance trainieren können, ohne Angst vor Stürzen haben zu müssen. Übungen wie das Anheben eines Beins im Sitzen oder das sanfte Neigen des Oberkörpers zur Seite stärken die Muskulatur und verbessern die Körperwahrnehmung. Studien haben gezeigt, dass regelmäßiges Gleichgewichtstraining das Sturzrisiko bei älteren Menschen signifikant reduzieren kann, was zu einer höheren Lebensqualität und mehr Unabhängigkeit führt.

Die Steigerung der Flexibilität ist ein weiterer wesentlicher Vorteil von Stuhl-Yoga. Mit zunehmendem Alter neigen die Muskeln und Sehnen dazu, sich zu verkürzen und an Elastizität zu verlieren. Durch regelmäßige Dehnübungen können Senioren ihre Flexibilität erhalten und verbessern, was wiederum die Bewegungsfreiheit und das allgemeine Wohlbefinden erhöht. Eine einfache Übung wie das Strecken der Arme über den Kopf im Sitzen kann dazu beitragen, die Schultermuskulatur zu dehnen und die Beweglichkeit der Arme zu verbessern. Diese gesteigerte Flexibilität kann auch dazu beitragen, alltägliche Aufgaben wie das Anziehen oder das Erreichen von Gegenständen einfacher und weniger schmerzhaft zu gestalten.

Neben der körperlichen Flexibilität spielt auch die Kraft eine entscheidende Rolle für die Gesundheit und das Wohlbefinden im Alter. Stuhl-Yoga beinhaltet Übungen, die speziell darauf abzielen, die

Muskulatur zu stärken, ohne die Gelenke zu belasten. Dies ist besonders wichtig für Senioren, die möglicherweise unter Gelenkproblemen oder Arthritis leiden. Kräftigungsübungen wie das Drücken der Hände gegeneinander im Sitzen oder das Anheben der Beine stärken die Muskulatur und tragen zur Erhaltung der Muskelmasse bei. Eine stärkere Muskulatur unterstützt nicht nur die Gelenke, sondern verbessert auch die allgemeine Stabilität und das Gleichgewicht, was wiederum das Sturzrisiko verringert.

Ein oft übersehener, aber äußerst wichtiger Vorteil von Stuhl-Yoga ist die positive Auswirkung auf die Herzgesundheit. Regelmäßige Bewegung, auch in moderater Form wie bei Stuhl-Yoga, kann das Herz-Kreislauf-System stärken und das Risiko von Herzkrankheiten reduzieren. Atemübungen, die in das Stuhl-Yoga integriert sind, fördern die Durchblutung und unterstützen die Herzfunktion. Studien haben gezeigt, dass regelmäßige Yoga-Praxis den Blutdruck senken und die Herzfrequenzvariabilität verbessern kann, was beides Indikatoren für eine gute Herzgesundheit sind. Eine einfache Atemübung wie das tiefe Ein- und Ausatmen im Sitzen kann helfen, den Blutdruck zu regulieren und das Herz zu entlasten.

Ein weiterer bedeutender Vorteil von Stuhl-Yoga ist die Reduktion von Stress. Stress ist ein häufiger Begleiter im Alter und kann sowohl die körperliche als auch die geistige Gesundheit negativ beeinflussen. Durch die Kombination von sanften Bewegungen und bewusster Atmung hilft Stuhl-Yoga, den Geist zu beruhigen und Stress abzubauen. Die Konzentration auf die Atmung und die Ausführung der Übungen lenkt die Aufmerksamkeit weg von stressigen Gedanken und hin zu einem Zustand der Entspannung und Achtsamkeit. Dies kann zu einer verbesserten mentalen Gesundheit und einem gesteigerten allgemeinen Wohlbefinden führen. Forschungen haben gezeigt, dass Yoga und Atemübungen den Cortisolspiegel, ein Stresshormon, senken und die Produktion von Endorphinen, den sogenannten Glückshormonen, fördern können.

Zusätzlich zu den körperlichen und mentalen Vorteilen bietet Stuhl-Yoga auch soziale Vorteile. Viele Senioren schätzen die Möglichkeit, in einer Gruppe zu üben und soziale Kontakte zu knüpfen. Dies kann das Gefühl der Isolation verringern und das allgemeine Wohlbefinden steigern. Gemeinsame Yoga-Sitzungen bieten eine Gelegenheit, sich mit Gleichgesinnten auszutauschen und neue Freundschaften zu schließen. Die soziale Interaktion und die Unterstützung innerhalb der Gruppe können die Motivation erhöhen, regelmäßig zu üben und einen aktiven Lebensstil beizubehalten.

Ein praktisches Beispiel für die positiven Auswirkungen von Stuhl-Yoga ist die Geschichte von Frau Müller, einer 72-jährigen Seniorin, die seit einem Jahr regelmäßig Stuhl-Yoga praktiziert. Vor Beginn ihrer Yoga-Praxis litt Frau Müller unter steifen Gelenken, Rückenschmerzen und einem erhöhten Sturzrisiko. Durch die täglichen 10-Minuten-Übungen hat sie ihre Beweglichkeit und Flexibilität deutlich verbessert. Ihre Rückenschmerzen haben nachgelassen, und sie fühlt sich insgesamt stärker und stabiler. Zudem berichtet Frau Müller, dass sie sich durch die Atemübungen und die bewusste Bewegung entspannter und weniger gestresst fühlt. Ihre regelmäßige Teilnahme an den Yoga-Sitzungen hat ihr auch geholfen, neue Freunde zu finden und sich sozial eingebunden zu fühlen.

Ein weiteres Beispiel ist Herr Schmidt, ein 68-jähriger Rentner, der unter Bluthochdruck und Herzproblemen litt. Durch die regelmäßige Praxis von Stuhl-Yoga konnte Herr Schmidt seinen Blutdruck senken und seine Herzgesundheit verbessern. Die sanften Herz-Kreislauf-Übungen und die Atemtechniken haben ihm geholfen, seine Herzfrequenz zu regulieren und seine allgemeine Fitness zu steigern. Herr Schmidt berichtet, dass er sich seit Beginn seiner Yoga-Praxis energiegeladener und vitaler fühlt und weniger Medikamente einnehmen muss.

Diese Beispiele verdeutlichen, wie Stuhl-Yoga Senioren dabei helfen kann, ihre körperliche und geistige Gesundheit zu verbessern und ein aktives, unabhängiges Leben zu führen. Die täglichen 10-Minuten-Übungen sind leicht durchführbar und bieten eine effektive Methode, um die Mobilität, das Gleichgewicht, die Flexibilität sowie die Kraft und Vitalität zu steigern. Darüber hinaus tragen sie zur Reduktion von Stress bei und unterstützen die Herzgesundheit. Stuhl-Yoga ist somit eine ganzheitliche Praxis, die Senioren dabei hilft, ihre Lebensqualität zu verbessern und ihre Unabhängigkeit zu bewahren.

2. Die Grundlagen: richtige Haltung und Atmung

Die Grundlagen des Stuhl-Yogas sind essenziell, um die vollen Vorteile dieser sanften und dennoch wirkungsvollen Praxis zu erfahren. Eine der wichtigsten Komponenten ist die richtige Haltung. Eine korrekte Haltung ist nicht nur entscheidend, um Verletzungen zu vermeiden, sondern auch, um die Effizienz und Effektivität der Übungen zu maximieren. Beim Stuhl-Yoga beginnt die richtige Haltung mit der Positionierung auf dem Stuhl. Setzen Sie sich aufrecht hin, wobei Ihre Füße flach auf dem Boden stehen und Ihre Knie in einem 90-Grad-Winkel gebeugt sind. Ihr Rücken sollte gerade sein, und Ihre Schultern sollten entspannt nach unten und hinten gezogen werden. Stellen Sie sich vor, dass ein unsichtbarer Faden Ihren Kopf nach oben zieht, wodurch Ihre Wirbelsäule verlängert wird. Diese Haltung hilft, die Wirbelsäule zu entlasten und eine bessere Ausrichtung des Körpers zu fördern.

Neben der Haltung spielt die Atmung eine zentrale Rolle im Stuhl-Yoga. Die Atmung ist der Schlüssel zur Entspannung und hilft, den Geist zu beruhigen und den Körper zu entspannen. Eine der grundlegenden Atemtechniken im Yoga ist die tiefe Bauchatmung. Setzen Sie sich bequem hin, legen Sie eine Hand auf Ihren Bauch und die andere auf Ihre Brust. Atmen Sie tief durch die Nase ein und spüren Sie, wie sich Ihr Bauch hebt, während Ihre Brust relativ ruhig bleibt. Atmen Sie langsam und vollständig durch den Mund aus und spüren Sie, wie sich Ihr Bauch wieder senkt. Diese Atemtechnik hilft, den Parasympathikus zu aktivieren, der für die Entspannung des Körpers verantwortlich ist, und kann Stress und Angstzustände reduzieren.

Eine weitere wichtige Atemtechnik ist die Wechselatmung, auch bekannt als Nadi Shodhana. Diese Technik hilft, das Nervensystem zu beruhigen und die Konzentration zu verbessern. Setzen Sie sich in einer bequemen Position hin und halten Sie Ihre rechte Hand vor Ihr Gesicht. Schließen Sie mit dem rechten Daumen Ihr rechtes Nasenloch und atmen Sie tief durch das linke Nasenloch ein. Schließen Sie dann das linke Nasenloch mit dem Ringfinger und öffnen Sie das rechte Nasenloch, um auszuatmen. Atmen Sie durch das rechte Nasenloch ein, schließen Sie es mit dem Daumen und atmen Sie durch das linke Nasenloch aus. Wiederholen Sie diesen Zyklus mehrere Male, um eine tiefe Entspannung zu erreichen.

Die Kombination aus richtiger Haltung und bewusster Atmung bildet die Grundlage für alle weiteren Übungen im Stuhl-Yoga. Diese beiden Elemente helfen nicht nur, die körperliche Ausrichtung zu verbessern, sondern auch, den Geist zu beruhigen und eine tiefere Verbindung zwischen Körper und Geist herzustellen. Eine korrekte Haltung und Atmung sind auch entscheidend, um die Durchblutung zu fördern und die Sauerstoffversorgung des Körpers zu verbessern, was wiederum die allgemeine Gesundheit und Vitalität steigert.

Darüber hinaus können diese Grundlagen Ihnen helfen, eine bessere Körperwahrnehmung zu entwickeln. Indem Sie sich auf Ihre Haltung und Atmung konzentrieren, werden Sie sich bewusster über die Spannungen und Ungleichgewichte in Ihrem Körper. Dies ermöglicht es Ihnen, gezielt an diesen Bereichen zu arbeiten und langfristig eine bessere Körperhaltung und ein höheres Maß an Entspannung zu erreichen.

Ein weiterer Vorteil der richtigen Haltung und Atmung im Stuhl-Yoga ist die Verbesserung der Verdauung. Eine aufrechte Haltung hilft, den Druck auf die inneren Organe zu reduzieren und die Verdauung zu fördern. Die tiefe Bauchatmung massiert sanft die inneren Organe und unterstützt deren Funktion. Dies kann besonders für Senioren von Vorteil sein, die häufig mit Verdauungsproblemen zu kämpfen haben.

Zusammenfassend lässt sich sagen, dass die Grundlagen des Stuhl-Yogas – die richtige Haltung und die bewusste Atmung – die Basis für eine effektive und sichere Praxis bilden. Indem Sie diese Elemente in Ihre tägliche Routine integrieren, können Sie nicht nur Ihre körperliche Gesundheit verbessern, sondern auch Ihren Geist beruhigen und eine tiefere Verbindung zu sich selbst herstellen. Beginnen Sie noch heute damit, sich auf Ihre Haltung und Atmung zu konzentrieren, und erleben Sie die positiven Veränderungen, die diese einfachen, aber wirkungsvollen Techniken in Ihrem Leben bewirken können..

2.1 Richtige Haltung: Grundlagen und Bedeutung

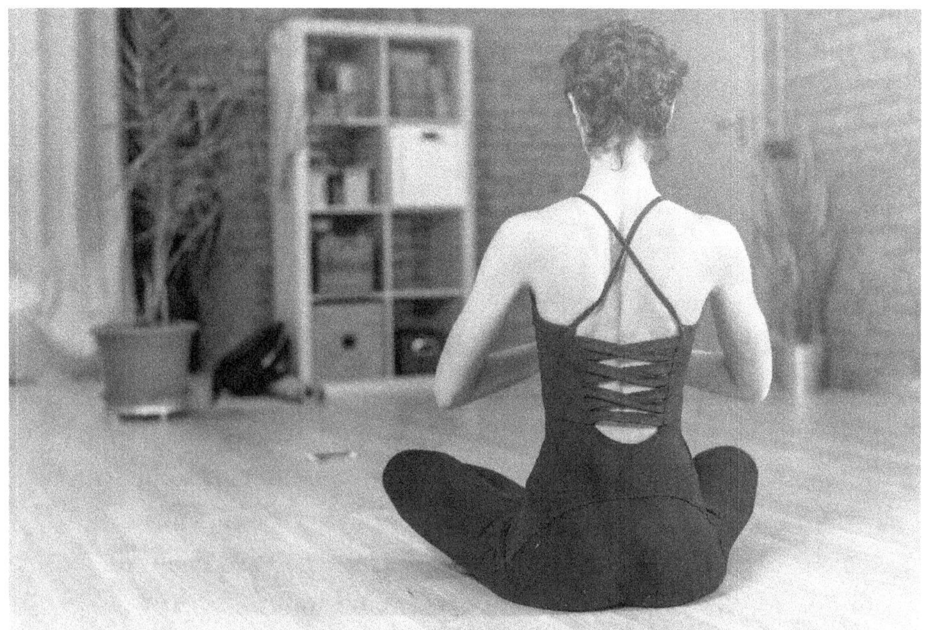

Eine korrekte Haltung ist das Fundament jeder erfolgreichen Stuhl-Yoga-Praxis und spielt eine entscheidende Rolle für die Effektivität der Übungen sowie für die Vermeidung von Verletzungen. Die richtige Ausrichtung des Körpers beginnt mit der Wirbelsäule, die in ihrer natürlichen Krümmung gehalten werden sollte. Dies bedeutet, dass die Lendenwirbelsäule leicht nach innen gewölbt ist, die Brustwirbelsäule eine sanfte Rundung nach außen zeigt und die Halswirbelsäule wieder eine leichte Innenwölbung aufweist. Diese natürliche Ausrichtung sorgt dafür, dass die Wirbelsäule ihre stoßdämpfende Funktion optimal erfüllen kann und die Belastung gleichmäßig auf die Bandscheiben verteilt wird.

Ein weiterer wichtiger Aspekt der richtigen Haltung ist die Position der Schultern. Diese sollten entspannt und leicht nach hinten gezogen sein, sodass die Schulterblätter sanft in Richtung der Wirbelsäule gleiten. Dies öffnet den Brustkorb und erleichtert die Atmung, was wiederum die

Sauerstoffversorgung des Körpers verbessert und die Entspannung fördert. Eine häufige Fehlhaltung, insbesondere bei älteren Menschen, ist das Vorziehen der Schultern, was zu einer Verkürzung der Brustmuskulatur und einer Überdehnung der Rückenmuskulatur führen kann. Dies kann langfristig zu Schmerzen und Verspannungen führen, die durch eine bewusste Korrektur der Schulterposition vermieden werden   können.

Das Becken spielt ebenfalls eine zentrale Rolle in der Körperhaltung. Es sollte weder zu stark nach vorne noch nach hinten gekippt sein, sondern in einer neutralen Position gehalten werden. Dies bedeutet, dass die Sitzbeinhöcker gleichmäßig auf dem Stuhl aufliegen und das Gewicht gleichmäßig verteilt ist. Eine neutrale Beckenposition unterstützt die natürliche Krümmung der Wirbelsäule und verhindert eine übermäßige Belastung der Lendenwirbelsäule. Um dies zu erreichen, kann es hilfreich sein, sich vorzustellen, dass das Becken eine Schale ist, die weder nach vorne noch nach hinten kippt, sondern stabil und ausgeglichen bleibt.

Die Füße sollten flach auf dem Boden stehen, wobei die Knie in einem 90-Grad-Winkel gebeugt sind. Dies sorgt für eine stabile Basis und verhindert, dass das Gewicht zu stark auf die Oberschenkel oder die Kniegelenke verlagert wird. Wenn die Füße nicht den Boden erreichen, kann ein kleiner Hocker oder ein Stapel Bücher unter den Füßen platziert werden, um die richtige Position zu gewährleisten. Die Beine sollten hüftbreit auseinander stehen, um eine stabile und bequeme Sitzposition zu   ermöglichen.

Ein weiterer wichtiger Aspekt der richtigen Haltung ist die Kopfposition. Der Kopf sollte in Verlängerung der Wirbelsäule gehalten werden, wobei das Kinn leicht nach unten geneigt ist, um eine Überstreckung des Nackens zu vermeiden. Eine häufige Fehlhaltung ist das Vorstrecken des Kopfes, was zu Verspannungen und Schmerzen im Nacken- und Schulterbereich führen kann. Um dies zu vermeiden, kann es hilfreich sein, sich vorzustellen, dass ein unsichtbarer Faden den Kopf sanft nach oben zieht, sodass der Nacken lang und entspannt bleibt.

Die Bedeutung einer korrekten Haltung beim Stuhl-Yoga kann nicht genug betont werden. Eine gute Haltung ermöglicht es, die Übungen mit maximaler Effektivität und minimalem Verletzungsrisiko durchzuführen. Sie fördert die Durchblutung, verbessert die Atmung und unterstützt die allgemeine Körperwahrnehmung. Darüber hinaus trägt eine korrekte Haltung dazu bei, muskuläre Dysbalancen zu vermeiden und die allgemeine Beweglichkeit und Flexibilität zu verbessern.

Ein Beispiel für die Bedeutung der richtigen Haltung findet sich in der Praxis der "Sitzenden Katze-Kuh-Übung", einer beliebten Stuhl-Yoga-Übung zur Mobilisierung der Wirbelsäule. Bei dieser Übung ist es entscheidend, die natürliche Krümmung der Wirbelsäule zu respektieren und das Becken bewusst zu bewegen. In der "Kuh-Position" wird das Becken nach vorne gekippt, die Brust wird geöffnet und der Blick geht leicht nach oben. In der "Katzen-Position" wird das Becken nach hinten gekippt, der Rücken wird rund und das Kinn wird zur Brust gezogen. Diese Bewegung fördert die Flexibilität der Wirbelsäule und hilft, Verspannungen im Rücken zu lösen. Eine korrekte Haltung ist hierbei unerlässlich, um die Übung sicher und effektiv auszuführen.

Ein weiteres Beispiel ist die "Sitzende Vorwärtsbeuge", bei der die richtige Haltung eine zentrale Rolle spielt. Bei dieser Übung wird der Oberkörper aus der Hüfte heraus nach vorne gebeugt, während die Wirbelsäule lang und gerade bleibt. Eine häufige Fehlhaltung ist das Rundmachen des Rückens, was zu einer Überdehnung der Rückenmuskulatur und einer ungleichmäßigen Belastung der Bandscheiben führen kann. Um dies zu vermeiden, sollte der Fokus auf einer langen Wirbelsäule und einer bewussten Bewegung aus der Hüfte heraus liegen.

Die Bedeutung der richtigen Haltung wird auch durch wissenschaftliche

Studien unterstützt. Eine Studie der Universität von Kalifornien zeigte, dass eine korrekte Körperhaltung die Durchblutung und Sauerstoffversorgung des Gehirns verbessert, was zu einer gesteigerten kognitiven Leistungsfähigkeit und einem besseren allgemeinen Wohlbefinden führt. Eine weitere Studie der Harvard Medical School fand heraus, dass eine gute Haltung die Produktion von Stresshormonen reduziert und das allgemeine Stressniveau senkt. Diese Erkenntnisse unterstreichen die ganzheitlichen Vorteile einer korrekten Haltung und ihre Bedeutung für die körperliche und geistige Gesundheit.

Zusammenfassend lässt sich sagen, dass die richtige Haltung beim Stuhl-Yoga von grundlegender Bedeutung ist. Sie ermöglicht es, die Übungen sicher und effektiv auszuführen, fördert die Durchblutung und Sauerstoffversorgung des Körpers und unterstützt die allgemeine Körperwahrnehmung. Eine korrekte Haltung trägt dazu bei, muskuläre Dysbalancen zu vermeiden, die Beweglichkeit und Flexibilität zu verbessern und das allgemeine Wohlbefinden zu steigern. Indem Sie sich bewusst auf Ihre Haltung konzentrieren und diese regelmäßig überprüfen, können Sie die vielen Vorteile des Stuhl-Yogas optimal nutzen und Ihre körperliche und geistige Gesundheit nachhaltig verbessern.

2.2 Atmungstechniken: der Schlüssel zur Entspannung

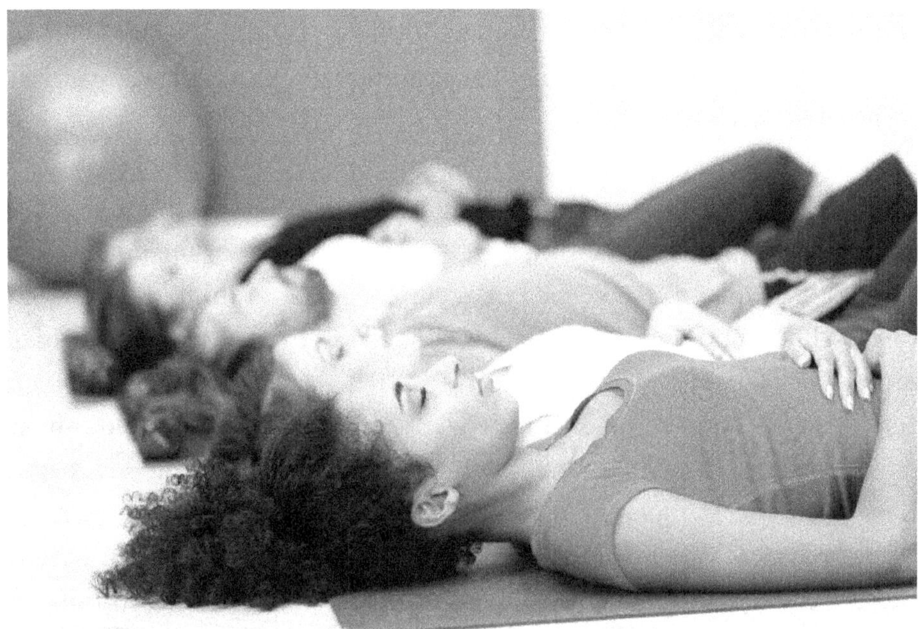

Atmungstechniken sind ein wesentlicher Bestandteil des Stuhl-Yogas und spielen eine entscheidende Rolle bei der Förderung von Entspannung und Wohlbefinden. In diesem Abschnitt werden wir die verschiedenen Atmungstechniken untersuchen, die speziell für Senioren entwickelt wurden, um Stress abzubauen und die allgemeine Gesundheit zu verbessern. Die richtige Atmung kann nicht nur die Durchführung der Übungen unterstützen, sondern auch tiefgreifende positive Auswirkungen auf Körper und Geist haben.

Eine der grundlegendsten Atmungstechniken im Yoga ist die Bauchatmung oder Zwerchfellatmung. Diese Technik konzentriert sich darauf, tief in den Bauch zu atmen, anstatt flach in die Brust. Um die Bauchatmung zu üben, setzen Sie sich bequem auf Ihren Stuhl, mit den Füßen flach auf dem Boden und den Händen auf Ihrem Bauch. Atmen Sie langsam und tief durch die Nase ein und spüren Sie, wie sich Ihr Bauch ausdehnt. Halten Sie den Atem für einen Moment an und atmen Sie dann langsam durch den Mund aus, wobei Sie spüren, wie sich Ihr Bauch wieder zusammenzieht. Wiederholen Sie diesen Vorgang mehrere Male und konzentrieren Sie sich darauf, jeden Atemzug bewusst und kontrolliert zu machen. Diese Technik hilft, den Geist zu beruhigen, den Blutdruck zu senken und die Sauerstoffversorgung des Körpers zu verbessern.

Eine weitere wichtige Atmungstechnik ist die Wechselatmung (Nadi Shodhana). Diese Technik hilft, das Nervensystem zu beruhigen und den Geist zu klären. Setzen Sie sich bequem auf Ihren Stuhl und halten Sie Ihre rechte Hand vor Ihr Gesicht. Schließen Sie mit dem Daumen das rechte Nasenloch und atmen Sie tief durch das linke Nasenloch ein. Schließen Sie dann mit dem Ringfinger das linke Nasenloch und öffnen Sie das rechte Nasenloch, um auszuatmen. Atmen Sie durch das rechte Nasenloch ein, schließen Sie es wieder und atmen Sie durch das linke Nasenloch aus. Wiederholen Sie diesen Vorgang für mehrere Minuten. Diese Technik kann helfen, Stress abzubauen, die Konzentration zu verbessern und das Gleichgewicht zwischen den beiden Gehirnhälften zu fördern.

Die Ujjayi-Atmung, auch als "siegreiche Atmung" bekannt, ist eine weitere wertvolle Technik im Stuhl-Yoga. Diese Technik erzeugt ein sanftes, beruhigendes Geräusch, das oft mit dem Rauschen des Meeres verglichen wird. Um die Ujjayi-Atmung zu praktizieren, setzen Sie sich bequem auf Ihren Stuhl und atmen Sie tief durch die Nase ein. Beim Ausatmen verengen Sie leicht die Rückseite Ihres Rachens, sodass ein sanftes Rauschen entsteht. Diese Technik kann während der gesamten Yoga-Praxis angewendet werden, um den Geist zu beruhigen und die Konzentration zu fördern.

Die Kapalabhati-Atmung, auch als "Feueratmung" bekannt, ist eine dynamische Technik, die Energie und Vitalität fördert. Setzen Sie sich aufrecht auf Ihren Stuhl und atmen Sie tief durch die Nase ein. Atmen Sie dann schnell und kraftvoll durch die Nase aus, während Sie Ihren Bauch aktiv einziehen. Lassen Sie die Einatmung passiv geschehen und konzentrieren Sie sich auf die kraftvollen Ausatmungen. Diese Technik kann helfen, die Lungenkapazität zu erhöhen, die Durchblutung zu verbessern und den Geist zu beleben. Es ist jedoch wichtig, diese Technik langsam zu beginnen und die Intensität allmählich zu steigern, insbesondere für Senioren.

Die Sitali-Atmung ist eine kühlende Technik, die besonders an heißen Tagen oder bei Hitzewallungen hilfreich sein kann. Setzen Sie sich bequem auf Ihren Stuhl und rollen Sie Ihre Zunge zu einem "U". Atmen Sie langsam und tief durch den Mund ein, lassen Sie die kühle Luft über Ihre Zunge strömen. Schließen Sie den Mund und atmen Sie durch die Nase aus. Diese Technik kann helfen, den Körper zu kühlen, den Geist zu beruhigen und das Nervensystem zu entspannen.

Neben diesen spezifischen Techniken ist es wichtig, die allgemeine Bedeutung der Atmung im Yoga zu verstehen. Bewusstes Atmen hilft, den Geist zu fokussieren und im gegenwärtigen Moment zu bleiben. Es kann auch die körperliche Leistungsfähigkeit verbessern, indem es die Sauerstoffversorgung der Muskeln erhöht und die Entgiftung des Körpers unterstützt. Studien haben gezeigt, dass regelmäßige Atemübungen den Blutdruck senken, die Herzfrequenz variieren und das allgemeine Wohlbefinden steigern können.

Ein praktisches Beispiel für die Anwendung dieser Techniken im Alltag ist die Integration in Ihre tägliche Routine. Beginnen Sie Ihren Tag mit ein paar Minuten bewusster Bauchatmung, um Ihren Geist zu klären und sich auf den Tag vorzubereiten. Nutzen Sie die Wechselatmung, wenn Sie sich gestresst oder überfordert fühlen, um Ihren Geist zu beruhigen und Ihre Konzentration zu verbessern. Praktizieren Sie die Ujjayi-Atmung während Ihrer Yoga-Übungen, um Ihre Praxis zu vertiefen und eine meditative Qualität hinzuzufügen. Verwenden Sie die Kapalabhati-

Atmung, um Ihre Energie zu steigern, wenn Sie sich müde oder träge fühlen. Und schließlich, nutzen Sie die Sitali-Atmung, um sich an heißen Tagen oder bei Hitzewallungen abzukühlen.

Die Integration dieser Atmungstechniken in Ihre tägliche Routine kann tiefgreifende positive Auswirkungen auf Ihre körperliche und geistige Gesundheit haben. Sie können Ihnen helfen, Stress abzubauen, Ihre Herzgesundheit zu verbessern, Ihre Lungenkapazität zu erhöhen und Ihr allgemeines Wohlbefinden zu steigern. Indem Sie sich regelmäßig Zeit für bewusste Atmung nehmen, können Sie eine tiefere Verbindung zu Ihrem Körper und Geist herstellen und ein Gefühl der Ruhe und Gelassenheit in Ihrem Leben fördern.

Zusammenfassend lässt sich sagen, dass Atmungstechniken ein wesentlicher Bestandteil des Stuhl-Yogas sind und eine entscheidende Rolle bei der Förderung von Entspannung und Wohlbefinden spielen. Durch die Praxis von Bauchatmung, Wechselatmung, Ujjayi-Atmung, Kapalabhati-Atmung und Sitali-Atmung können Senioren ihre körperliche und geistige Gesundheit verbessern und ein Gefühl der Ruhe und Gelassenheit in ihrem Leben fördern. Diese Techniken sind einfach zu erlernen und können leicht in die tägliche Routine integriert werden, um tiefgreifende positive Auswirkungen auf Körper und Geist zu erzielen.

3. Mobilität verbessern: einfache Dehnübungen

Mobilität ist ein entscheidender Aspekt für ein aktives und unabhängiges Leben, insbesondere im Alter. In diesem Kapitel werden wir verschiedene Dehnübungen vorstellen, die speziell darauf abzielen, die Mobilität unserer Leser zu verbessern. Diese Übungen sind so konzipiert, dass sie einfach und sicher im Sitzen durchgeführt werden können, was sie ideal für Senioren macht. Jede Übung wird detailliert beschrieben, um sicherzustellen, dass sie korrekt und effektiv ausgeführt wird. Darüber hinaus werden Illustrationen hinzugefügt, um die Ausführung zu erleichtern und sicherzustellen, dass jede Bewegung richtig verstanden wird.

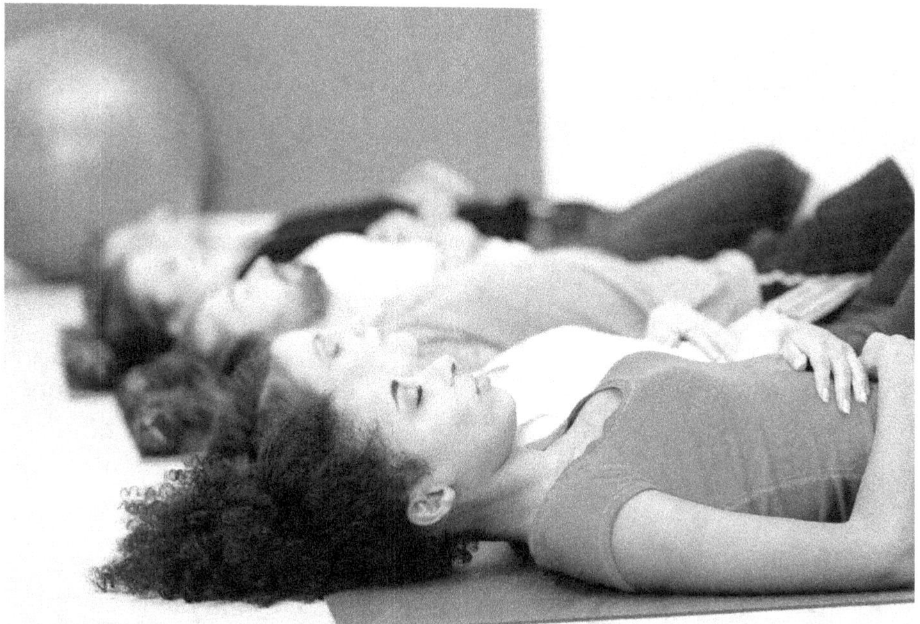

Beginnen wir mit sanften Nacken- und Schulterdehnungen. Diese Übungen sind besonders wichtig, da viele Menschen im Alter Verspannungen und Steifheit in diesen Bereichen erfahren. Setzen Sie sich bequem auf Ihren Stuhl, die Füße flach auf dem Boden und die

Hände auf den Oberschenkeln. Beginnen Sie mit einer einfachen Nackendehnung, indem Sie Ihren Kopf langsam nach rechts neigen, bis Sie eine sanfte Dehnung auf der linken Seite Ihres Nackens spüren. Halten Sie diese Position für etwa 20 Sekunden und kehren Sie dann langsam zur Ausgangsposition zurück. Wiederholen Sie die Übung auf der anderen Seite. Diese Dehnung hilft, die Nackenmuskulatur zu entspannen und die Flexibilität zu verbessern.

Als nächstes führen wir Schulterkreisen durch. Setzen Sie sich aufrecht hin und lassen Sie Ihre Arme entspannt an den Seiten hängen. Heben Sie Ihre Schultern langsam nach oben zu den Ohren und kreisen Sie sie dann nach hinten und unten. Führen Sie diese Bewegung in einem langsamen, kontrollierten Tempo aus und wiederholen Sie sie zehnmal. Diese Übung hilft, die Schultermuskulatur zu lockern und die Beweglichkeit in den Schultergelenken zu verbessern.

Nun kommen wir zu den Bein- und Hüftdehnungen, die entscheidend für die Verbesserung der Mobilität im unteren Körperbereich sind. Setzen Sie sich aufrecht auf Ihren Stuhl und strecken Sie ein Bein gerade nach vorne aus, die Ferse auf dem Boden und die Zehen nach oben gerichtet. Beugen Sie sich langsam nach vorne, bis Sie eine Dehnung in der Rückseite Ihres ausgestreckten Beins spüren. Halten Sie diese Position für etwa 20 Sekunden und kehren Sie dann langsam zur Ausgangsposition zurück. Wiederholen Sie die Übung mit dem anderen Bein. Diese Dehnung hilft, die hintere Oberschenkelmuskulatur zu dehnen und die Flexibilität in den Beinen zu verbessern.

Eine weitere effektive Übung ist die Hüftdehnung im Sitzen. Setzen Sie sich aufrecht hin und legen Sie den rechten Knöchel auf das linke Knie. Drücken Sie sanft auf das rechte Knie, bis Sie eine Dehnung in der rechten Hüfte spüren. Halten Sie diese Position für etwa 20 Sekunden und wechseln Sie dann die Seite. Diese Übung hilft, die Hüftmuskulatur zu dehnen und die Beweglichkeit in den Hüftgelenken zu verbessern.

Zusätzlich zu den Nacken-, Schulter-, Bein- und Hüftdehnungen ist es wichtig, auch die Wirbelsäule zu dehnen, um die allgemeine Mobilität zu verbessern. Setzen Sie sich aufrecht auf Ihren Stuhl und legen Sie die Hände auf die Oberschenkel. Drehen Sie Ihren Oberkörper langsam nach rechts, während Sie die linke Hand auf das rechte Knie legen und die rechte Hand auf die Rückenlehne des Stuhls. Halten Sie diese Position für etwa 20 Sekunden und kehren Sie dann langsam zur Ausgangsposition zurück. Wiederholen Sie die Übung auf der anderen Seite. Diese Dehnung hilft, die Flexibilität der Wirbelsäule zu erhöhen und die Beweglichkeit im Rücken zu verbessern.

Eine weitere wichtige Übung ist die seitliche Dehnung im Sitzen. Setzen Sie sich aufrecht hin und heben Sie den rechten Arm über den Kopf. Beugen Sie sich langsam zur linken Seite, bis Sie eine Dehnung auf der rechten Seite Ihres Oberkörpers spüren. Halten Sie diese Position für etwa 20 Sekunden und kehren Sie dann langsam zur Ausgangsposition zurück. Wiederholen Sie die Übung auf der anderen Seite. Diese Dehnung hilft, die seitlichen Rumpfmuskeln zu dehnen und die Flexibilität im Oberkörper zu verbessern.

Um die Mobilität weiter zu fördern, können Sie auch die Handgelenke und Finger dehnen. Setzen Sie sich aufrecht hin und strecken Sie einen Arm gerade nach vorne aus, die Handfläche nach oben gerichtet. Ziehen Sie die Finger mit der anderen Hand sanft nach unten, bis Sie eine Dehnung im Handgelenk und Unterarm spüren. Halten Sie diese Position für etwa 20 Sekunden und wechseln Sie dann die Seite. Diese Übung hilft, die Flexibilität in den Handgelenken und Fingern zu verbessern und kann besonders hilfreich sein, wenn Sie unter Arthritis oder anderen Gelenkproblemen leiden.

Zum Abschluss dieses Kapitels möchten wir betonen, wie wichtig es ist, diese Dehnübungen regelmäßig durchzuführen. Nur durch konsequente

Praxis können Sie die volle Wirkung dieser Übungen erfahren und Ihre Mobilität nachhaltig verbessern. Nehmen Sie sich jeden Tag 10 Minuten Zeit, um diese Übungen durchzuführen, und Sie werden bald feststellen, wie sich Ihre Beweglichkeit, Flexibilität und allgemeine Vitalität verbessern. Denken Sie daran, jede Übung langsam und kontrolliert auszuführen und auf Ihren Körper zu hören. Wenn Sie Schmerzen oder Unbehagen verspüren, beenden Sie die Übung und konsultieren Sie gegebenenfalls einen Arzt oder Physiotherapeuten.

Mit diesen einfachen, aber effektiven Dehnübungen können Sie Ihre Mobilität verbessern und ein aktiveres und unabhängigeres Leben führen. Diese Übungen sind nicht nur gut für Ihren Körper, sondern auch für Ihren Geist, da sie helfen, Stress abzubauen und ein Gefühl der Entspannung und des Wohlbefindens zu fördern. Beginnen Sie noch heute mit diesen Übungen und erleben Sie die positiven Veränderungen, die sie in Ihrem Leben bewirken können.

3.1 Sanfte Nacken- und Schulterdehnungen

In diesem Unterkapitel konzentrieren wir uns auf sanfte Nacken- und Schulterdehnungen, die speziell darauf abzielen, Verspannungen zu lösen und die Beweglichkeit in diesen Bereichen zu verbessern. Diese Übungen sind besonders wichtig, da viele Senioren unter Nacken- und Schulterbeschwerden leiden, die durch jahrelange Fehlhaltungen, Stress oder mangelnde Bewegung verursacht werden können. Beginnen wir mit einer einfachen, aber äußerst effektiven Übung, der Nacken-Seitendehnung. Setzen Sie sich bequem auf Ihren Stuhl, die Füße flach auf dem Boden und die Hände entspannt auf den Oberschenkeln. Neigen Sie langsam Ihren Kopf zur rechten Schulter, ohne die Schulter anzuheben. Halten Sie diese Position für etwa 20 Sekunden, spüren Sie die Dehnung entlang der linken Seite Ihres Nackens. Kehren Sie dann langsam zur Ausgangsposition zurück und wiederholen Sie die Übung auf der anderen Seite. Diese Dehnung hilft, die seitlichen Nackenmuskeln zu entspannen und die Beweglichkeit zu verbessern.

Eine weitere wichtige Übung ist die Schulterkreisen. Setzen Sie sich aufrecht hin und lassen Sie Ihre Arme entspannt an den Seiten hängen. Heben Sie langsam Ihre Schultern in Richtung Ohren, ziehen Sie sie nach hinten und unten, und kehren Sie dann zur Ausgangsposition zurück. Wiederholen Sie diese Bewegung zehnmal in einer fließenden, kreisenden Bewegung. Diese Übung hilft, die Schultermuskulatur zu lockern und die Durchblutung zu fördern, was wiederum Verspannungen lindert und die Beweglichkeit verbessert. Eine Variation dieser Übung besteht darin, die Schultern in die entgegengesetzte Richtung zu kreisen, was eine noch umfassendere Dehnung und Lockerung der Muskulatur ermöglicht.

Ein weiteres effektives Dehnungsprogramm für den Nacken ist die Nackenrotation. Setzen Sie sich aufrecht hin und drehen Sie Ihren Kopf langsam nach rechts, als ob Sie über Ihre rechte Schulter schauen möchten. Halten Sie diese Position für etwa 20 Sekunden und kehren Sie dann langsam zur Mitte zurück. Wiederholen Sie die Übung auf der linken Seite. Diese Übung hilft, die Beweglichkeit der Nackenmuskulatur zu verbessern und Verspannungen zu lösen, die durch monotone Bewegungen oder langes Sitzen entstehen können.

Für die Schultern bietet sich die Übung Schulterblattquetschen an. Setzen Sie sich aufrecht hin und legen Sie Ihre Hände auf die Oberschenkel. Ziehen Sie Ihre Schulterblätter langsam zusammen, als ob Sie versuchen würden, einen Bleistift zwischen ihnen zu halten. Halten Sie diese Position für fünf Sekunden und entspannen Sie dann. Wiederholen Sie diese Übung zehnmal. Diese Übung stärkt die Muskeln zwischen den Schulterblättern und verbessert die Haltung, was wiederum die Beweglichkeit und das allgemeine Wohlbefinden fördert.

Eine weitere wertvolle Übung ist die Nackenstreckung. Setzen Sie sich aufrecht hin und legen Sie Ihre Hände auf die Oberschenkel. Neigen Sie Ihren Kopf langsam nach vorne, als ob Sie Ihr Kinn auf die Brust legen möchten. Halten Sie diese Position für etwa 20 Sekunden und kehren Sie dann langsam zur Ausgangsposition zurück. Diese Übung dehnt die hinteren Nackenmuskeln und kann helfen, Spannungskopfschmerzen zu lindern, die durch Verspannungen in diesem Bereich verursacht werden.

Für eine umfassendere Dehnung der Schultern und des oberen Rückens empfiehlt sich die Übung Armkreuzung. Setzen Sie sich aufrecht hin und strecken Sie Ihren rechten Arm gerade nach vorne aus. Greifen Sie mit der linken Hand den rechten Ellenbogen und ziehen Sie den rechten Arm sanft über die Brust, bis Sie eine Dehnung in der rechten Schulter spüren. Halten Sie diese Position für etwa 20 Sekunden und wiederholen Sie die Übung auf der anderen Seite. Diese Übung dehnt die Schultermuskulatur und verbessert die Beweglichkeit im oberen Rückenbereich.

Eine weitere effektive Übung ist die Nacken-Seitneigung mit

Handunterstützung. Setzen Sie sich aufrecht hin und legen Sie Ihre rechte Hand auf den Kopf. Neigen Sie Ihren Kopf langsam zur rechten Schulter und üben Sie mit der rechten Hand sanften Druck aus, um die Dehnung zu verstärken. Halten Sie diese Position für etwa 20 Sekunden und kehren Sie dann langsam zur Ausgangsposition zurück. Wiederholen Sie die Übung auf der anderen Seite. Diese Übung hilft, die seitlichen Nackenmuskeln zu dehnen und Verspannungen zu lösen.

Für die Schultern bietet sich die Übung Schulterdehnung über Kopf an. Setzen Sie sich aufrecht hin und heben Sie Ihren rechten Arm über den Kopf. Beugen Sie den Ellenbogen und legen Sie die Handfläche auf den oberen Rücken. Greifen Sie mit der linken Hand den rechten Ellenbogen und ziehen Sie den rechten Arm sanft nach unten, bis Sie eine Dehnung in der rechten Schulter spüren. Halten Sie diese Position für etwa 20 Sekunden und wiederholen Sie die Übung auf der anderen Seite. Diese Übung dehnt die Schultermuskulatur und verbessert die Beweglichkeit im oberen Rückenbereich.

Eine weitere wertvolle Übung ist die Nackenstreckung mit Handunterstützung. Setzen Sie sich aufrecht hin und legen Sie Ihre Hände auf die Oberschenkel. Neigen Sie Ihren Kopf langsam nach vorne, als ob Sie Ihr Kinn auf die Brust legen möchten. Legen Sie die Hände auf den Hinterkopf und üben Sie sanften Druck aus, um die Dehnung zu verstärken. Halten Sie diese Position für etwa 20 Sekunden und kehren Sie dann langsam zur Ausgangsposition zurück. Diese Übung dehnt die hinteren Nackenmuskeln und kann helfen, Spannungskopfschmerzen zu lindern, die durch Verspannungen in diesem Bereich verursacht werden.

Für eine umfassendere Dehnung der Schultern und des oberen Rückens empfiehlt sich die Übung Armkreuzung mit Handunterstützung. Setzen Sie sich aufrecht hin und strecken Sie Ihren rechten Arm gerade nach vorne aus. Greifen Sie mit der linken Hand den rechten Ellenbogen und ziehen Sie den rechten Arm sanft über die Brust, bis Sie eine Dehnung in der rechten Schulter spüren. Legen Sie die rechte Hand auf die linke Schulter und üben Sie sanften Druck aus, um die Dehnung zu verstärken. Halten Sie diese Position für etwa 20 Sekunden und wiederholen Sie die Übung auf der anderen Seite. Diese Übung dehnt die Schultermuskulatur und verbessert die Beweglichkeit im oberen Rückenbereich.

Eine weitere effektive Übung ist die Nacken-Seitneigung mit Handunterstützung und zusätzlichem Druck. Setzen Sie sich aufrecht hin und legen Sie Ihre rechte Hand auf den Kopf. Neigen Sie Ihren Kopf langsam zur rechten Schulter und üben Sie mit der rechten Hand sanften Druck aus, um die Dehnung zu verstärken. Legen Sie die linke Hand auf die rechte Schulter und üben Sie zusätzlichen Druck aus, um die Dehnung zu intensivieren. Halten Sie diese Position für etwa 20 Sekunden und kehren Sie dann langsam zur Ausgangsposition zurück. Wiederholen Sie die Übung auf der anderen Seite. Diese Übung hilft, die seitlichen Nackenmuskeln zu dehnen und Verspannungen zu lösen.

Für die Schultern bietet sich die Übung Schulterdehnung über Kopf mit Handunterstützung an. Setzen Sie sich aufrecht hin und heben Sie Ihren rechten Arm über den Kopf. Beugen Sie den Ellenbogen und legen Sie die Handfläche auf den oberen Rücken. Greifen Sie mit der linken Hand den rechten Ellenbogen und ziehen Sie den rechten Arm sanft nach unten, bis Sie eine Dehnung in der rechten Schulter spüren. Legen Sie die rechte Hand auf die linke Schulter und üben Sie zusätzlichen Druck aus, um die Dehnung zu verstärken. Halten Sie diese Position für etwa 20 Sekunden und wiederholen Sie die Übung auf der anderen Seite. Diese Übung dehnt die Schultermuskulatur und verbessert die Beweglichkeit im oberen Rückenbereich.

Eine weitere wertvolle Übung ist die Nackenstreckung mit Handunterstützung und zusätzlichem Druck. Setzen Sie sich aufrecht hin und legen Sie Ihre Hände auf die Oberschenkel. Neigen Sie Ihren Kopf langsam nach vorne, als ob Sie Ihr Kinn auf die Brust legen möchten.

Legen Sie die Hände auf den Hinterkopf und üben Sie sanften Druck aus, um die Dehnung zu verstärken. Legen Sie die Hände auf die Schultern und üben Sie zusätzlichen Druck aus, um die Dehnung zu intensivieren. Halten Sie diese Position für etwa 20 Sekunden und kehren Sie dann langsam zur Ausgangsposition zurück. Diese Übung dehnt die hinteren Nackenmuskeln und kann helfen, Spannungskopfschmerzen zu lindern, die durch Verspannungen in diesem Bereich verursacht werden.

Für eine umfassendere Dehnung der Schultern und des oberen Rückens empfiehlt sich die Übung Armkreuzung mit Handunterstützung und zusätzlichem Druck. Setzen Sie sich aufrecht hin und strecken Sie Ihren rechten Arm gerade nach vorne aus. Greifen Sie mit der linken Hand den rechten Ellenbogen und ziehen Sie den rechten Arm sanft über die Brust, bis Sie eine Dehnung in der rechten Schulter spüren. Legen Sie die rechte Hand auf die linke Schulter und üben Sie zusätzlichen Druck aus, um die Dehnung zu verstärken. Halten Sie diese Position für etwa 20 Sekunden und wiederholen Sie die Übung auf der anderen Seite. Diese Übung dehnt die Schultermuskulatur und verbessert die Beweglichkeit im oberen Rückenbereich.

Eine weitere effektive Übung ist die Nacken-Seitneigung mit Handunterstützung und zusätzlichem Druck. Setzen Sie sich aufrecht hin und legen Sie Ihre rechte Hand auf den Kopf. Neigen Sie Ihren Kopf langsam zur rechten Schulter und üben Sie mit der rechten Hand sanften Druck aus, um die Dehnung zu verstärken. Legen Sie die linke Hand auf die rechte Schulter und üben Sie zusätzlichen Druck aus, um die Dehnung zu intensivieren. Halten Sie diese Position für etwa 20 Sekunden und kehren Sie dann langsam zur Ausgangsposition zurück. Wiederholen Sie die Übung auf der anderen Seite. Diese Übung hilft, die seitlichen Nackenmuskeln zu dehnen und Verspannungen zu lösen.

Für die Schultern bietet sich die Übung Schulterdehnung über Kopf mit Handunterstützung und zusätzlichem Druck an. Setzen Sie sich aufrecht hin und heben Sie Ihren rechten Arm über den Kopf. Beugen Sie den Ellenbogen und legen Sie die Handfläche auf den oberen Rücken. Greifen Sie mit der linken Hand den rechten Ellenbogen und ziehen Sie den rechten Arm sanft nach unten, bis Sie eine Dehnung in der rechten Schulter spüren. Legen Sie die rechte Hand auf die linke Schulter und üben Sie zusätzlichen Druck aus, um die Dehnung zu verstärken. Halten Sie diese Position für etwa 20 Sekunden und wiederholen Sie die Übung auf der anderen Seite. Diese Übung dehnt die Schultermuskulatur und verbessert die Beweglichkeit im oberen Rückenbereich.

Eine weitere wertvolle Übung ist die Nackenstreckung mit Handunterstützung und zusätzlichem Druck. Setzen Sie sich aufrecht hin und legen Sie Ihre Hände auf die Oberschenkel. Neigen Sie Ihren Kopf langsam nach vorne, als ob Sie Ihr Kinn auf die Brust legen möchten. Legen Sie die Hände auf den Hinterkopf und üben Sie sanften Druck aus, um die Dehnung zu verstärken. Legen Sie die Hände auf die Schultern und üben Sie zusätzlichen Druck aus, um die Dehnung zu intensivieren. Halten Sie diese Position für etwa 20 Sekunden und kehren Sie dann langsam zur Ausgangsposition zurück. Diese Übung dehnt die hinteren Nackenmuskeln und kann helfen, Spannungskopfschmerzen zu lindern, die durch Verspannungen in diesem Bereich verursacht werden.

Für eine umfassendere Dehnung der Schultern und des oberen Rückens empfiehlt sich die Übung Armkreuzung mit Handunterstützung und zusätzlichem Druck. Setzen Sie sich aufrecht hin und strecken Sie Ihren rechten Arm gerade nach vorne aus. Greifen Sie mit der linken Hand den rechten Ellenbogen und ziehen Sie den rechten Arm sanft über die Brust, bis Sie eine Dehnung in der rechten Schulter spüren. Legen Sie die rechte Hand auf die linke Schulter und üben Sie zusätzlichen Druck aus, um die Dehnung zu verstärken. Halten Sie diese Position für etwa 20 Sekunden und wiederholen Sie die Übung auf der anderen Seite. Diese Übung dehnt die Schultermuskulatur und verbessert die Beweglichkeit im oberen Rückenbereich.

Eine weitere effektive Übung ist die Nacken-Seitneigung mit Handunterstützung und zusätzlichem Druck. Setzen Sie sich aufrecht hin und legen Sie Ihre rechte Hand auf den Kopf. Neigen Sie Ihren Kopf langsam zur rechten Schulter und üben Sie mit der rechten Hand sanften Druck aus, um die Dehnung zu verstärken. Legen Sie die linke Hand auf die rechte Schulter und üben Sie zusätzlichen Druck aus, um die Dehnung zu intensivieren. Halten Sie diese Position für etwa 20 Sekunden und kehren Sie dann langsam zur Ausgangsposition zurück. Wiederholen Sie die Übung auf der anderen Seite. Diese Übung hilft, die seitlichen Nackenmuskeln zu dehnen und Verspannungen zu lösen.

Für die Schultern bietet sich die Übung Schulterdehnung über Kopf mit Handunterstützung und zusätzlichem Druck an. Setzen Sie sich aufrecht hin und heben Sie Ihren rechten Arm über den Kopf. Beugen Sie den Ellenbogen und legen Sie die Handfläche auf den oberen Rücken. Greifen Sie mit der linken Hand den rechten Ellenbogen und ziehen Sie den rechten Arm sanft nach unten, bis Sie eine Dehnung in der rechten Schulter spüren. Legen Sie die rechte Hand auf die linke Schulter und üben Sie zusätzlichen Druck aus, um die Dehnung zu verstärken. Halten Sie diese Position für etwa 20 Sekunden und wiederholen Sie die Übung auf der anderen Seite. Diese Übung dehnt die Schultermuskulatur und verbessert die Beweglichkeit im oberen Rückenbereich.

Eine weitere wertvolle Übung ist die Nackenstreckung mit Handunterstützung und zusätzlichem Druck. Setzen Sie sich aufrecht hin und legen Sie Ihre Hände auf die Oberschenkel. Neigen Sie Ihren Kopf langsam nach vorne, als ob Sie Ihr Kinn auf die Brust legen möchten. Legen Sie die Hände auf den Hinterkopf und üben Sie sanften Druck aus, um die Dehnung zu verstärken. Legen Sie die Hände auf die Schultern und üben Sie zusätzlichen Druck aus, um die Dehnung zu intensivieren. Halten Sie diese Position für etwa 20 Sekunden und kehren Sie dann langsam zur Ausgangsposition zurück. Diese Übung dehnt die hinteren

Nackenmuskeln und kann helfen, Spannungskopfschmerzen zu lindern, die durch Verspannungen in diesem Bereich verursacht werden.

3.2 Bein- und Hüftdehnungen für mehr Flexibilität

Bein- und Hüftdehnungen sind essenziell für die Verbesserung der Flexibilität und Mobilität, insbesondere für Senioren, die oft mit Steifheit und eingeschränkter Bewegungsfreiheit in diesen Bereichen zu kämpfen haben. Diese Dehnübungen sind nicht nur einfach durchzuführen, sondern auch speziell auf die Bedürfnisse älterer Menschen abgestimmt, um sicherzustellen, dass sie ohne übermäßige Anstrengung oder Verletzungsgefahr ausgeführt werden können. In diesem Unterkapitel werden wir detailliert auf verschiedene Dehnübungen eingehen, die gezielt die Beine und Hüften ansprechen, um die Flexibilität zu fördern und die allgemeine Beweglichkeit zu verbessern.

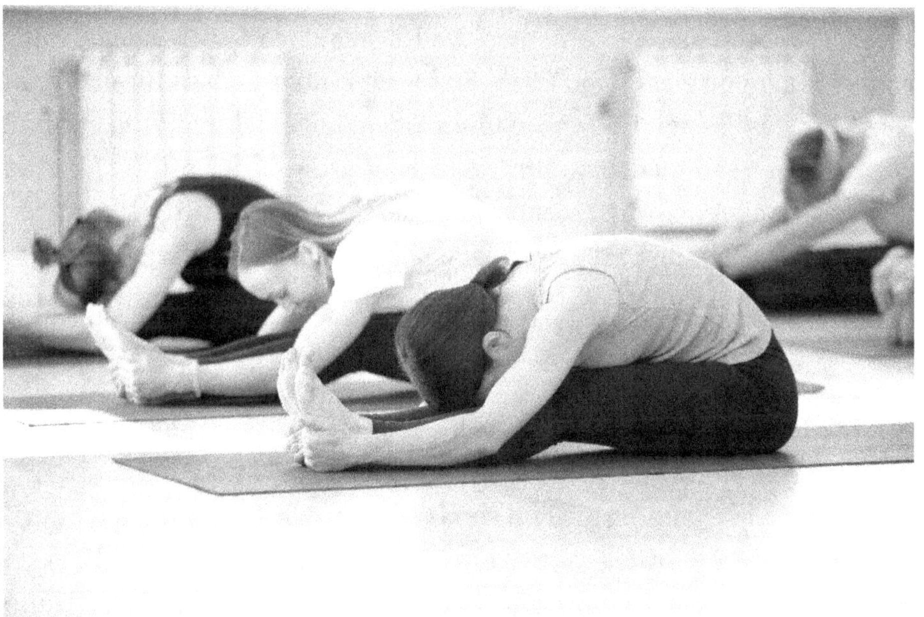

Beginnen wir mit einer grundlegenden Übung, der sitzenden Vorwärtsbeuge. Setzen Sie sich auf die vordere Hälfte Ihres Stuhls und strecken Sie Ihre Beine gerade nach vorne aus. Ihre Fersen sollten den Boden berühren, während Ihre Zehen nach oben zeigen. Atmen Sie tief ein und während Sie ausatmen, beugen Sie sich langsam nach vorne, versuchen Sie, Ihre Zehen zu erreichen. Halten Sie diese Position für etwa 20 bis 30 Sekunden und atmen Sie dabei ruhig weiter. Diese Übung dehnt die hintere Beinmuskulatur und den unteren Rücken und hilft, die Flexibilität in diesen Bereichen zu erhöhen.

Eine weitere effektive Übung ist die seitliche Hüftdehnung. Setzen Sie sich aufrecht auf Ihren Stuhl und legen Sie Ihren rechten Knöchel auf Ihr linkes Knie. Drücken Sie sanft auf Ihr rechtes Knie, sodass es nach unten zeigt. Halten Sie diese Position für etwa 20 bis 30 Sekunden und wechseln Sie dann die Seite. Diese Dehnung zielt auf die Hüftmuskulatur ab und kann helfen, Verspannungen und Steifheit in den Hüften zu lösen.

Für eine tiefere Dehnung der Oberschenkelmuskulatur können Sie die stehende Oberschenkeldehnung ausprobieren. Stellen Sie sich hinter Ihren Stuhl und halten Sie sich an der Rückenlehne fest. Beugen Sie Ihr rechtes Knie und ziehen Sie Ihren Fuß nach hinten, sodass Ihre Ferse in Richtung Gesäß zeigt. Halten Sie Ihren Fuß mit der rechten Hand fest und ziehen Sie ihn sanft näher an Ihr Gesäß. Halten Sie diese Position für etwa 20 bis 30 Sekunden und wiederholen Sie die Übung mit dem anderen Bein. Diese Dehnung ist besonders hilfreich, um die Flexibilität der Oberschenkelmuskulatur zu verbessern und gleichzeitig das Gleichgewicht zu trainieren.

Eine weitere wichtige Übung ist die Hüftbeuger-Dehnung im Sitzen. Setzen Sie sich auf die vordere Hälfte Ihres Stuhls und lassen Sie Ihr rechtes Bein nach hinten gleiten, sodass Ihr Knie fast den Boden berührt. Ihr linker Fuß bleibt fest auf dem Boden. Lehnen Sie sich leicht nach vorne, bis Sie eine Dehnung in der Vorderseite Ihrer rechten Hüfte spüren. Halten Sie diese Position für etwa 20 bis 30 Sekunden und wechseln Sie dann die Seite. Diese Übung zielt auf die Hüftbeuger ab, die oft durch langes Sitzen verkürzt sind und zu Rückenschmerzen führen können.

Ein weiteres Beispiel für eine effektive Dehnübung ist die sitzende Schmetterlingsdehnung. Setzen Sie sich auf die vordere Hälfte Ihres Stuhls und bringen Sie die Fußsohlen zusammen, sodass Ihre Knie nach außen zeigen. Halten Sie Ihre Füße mit den Händen fest und drücken Sie Ihre Knie sanft nach unten. Halten Sie diese Position für etwa 20 bis 30 Sekunden. Diese Übung dehnt die inneren Oberschenkelmuskeln und verbessert die Flexibilität in den Hüften.

Es ist wichtig, jede Dehnung langsam und kontrolliert durchzuführen und niemals über den Punkt des leichten Unbehagens hinauszugehen. Atmen Sie während der Dehnungen ruhig und gleichmäßig, um die Muskeln zu entspannen und die Dehnung zu vertiefen. Regelmäßiges Dehnen kann nicht nur die Flexibilität und Mobilität verbessern, sondern auch dazu beitragen, das Risiko von Verletzungen zu verringern und die allgemeine Lebensqualität zu steigern.

Ein Beispiel aus der Praxis zeigt, wie effektiv diese Übungen sein können. Frau Müller, eine 72-jährige Rentnerin, litt jahrelang unter Hüft- und Beinsteifheit, die ihre Mobilität stark einschränkte. Nachdem sie regelmäßig die oben beschriebenen Dehnübungen in ihre tägliche Routine integriert hatte, bemerkte sie eine deutliche Verbesserung ihrer Beweglichkeit und eine Reduktion der Schmerzen. Sie konnte wieder längere Spaziergänge unternehmen und fühlte sich insgesamt vitaler und aktiver.

Auch wissenschaftliche Studien unterstützen die Wirksamkeit von Dehnübungen für Senioren. Eine Studie, die im "Journal of Geriatric Physical Therapy" veröffentlicht wurde, zeigte, dass regelmäßiges Dehnen die Flexibilität und Mobilität bei älteren Erwachsenen signifikant verbessern kann. Die Teilnehmer der Studie führten über einen Zeitraum von zwölf Wochen tägliche Dehnübungen durch und berichteten über eine deutliche Verbesserung ihrer Beweglichkeit und eine Reduktion von Schmerzen und Steifheit.

Zusammenfassend lässt sich sagen, dass Dehnübungen für Beine und Hüften eine einfache, aber äußerst effektive Methode sind, um die Flexibilität und Mobilität bei Senioren zu verbessern. Durch regelmäßiges Dehnen können Sie nicht nur Ihre körperliche Gesundheit fördern, sondern auch Ihre Lebensqualität erheblich steigern. Beginnen Sie noch heute mit diesen Übungen und erleben Sie die positiven Veränderungen, die sie in Ihrem Leben bewirken können.

4. Gleichgewicht stärken: Balance-Übungen

Das Kapitel "Gleichgewicht stärken: Balance-Übungen" widmet sich der essenziellen Fähigkeit, das Gleichgewicht zu halten, die insbesondere im fortgeschrittenen Alter von großer Bedeutung ist. Ein gutes Gleichgewicht hilft nicht nur dabei, Stürze zu vermeiden, sondern trägt auch zu einem sicheren und selbstbewussten Bewegungsablauf im Alltag bei. Die Übungen in diesem Kapitel sind darauf ausgelegt, die Balance zu verbessern, indem sie die Muskulatur stärken und die Koordination fördern. Alle Übungen können bequem im Sitzen durchgeführt werden, was sie besonders zugänglich und sicher für Senioren macht.

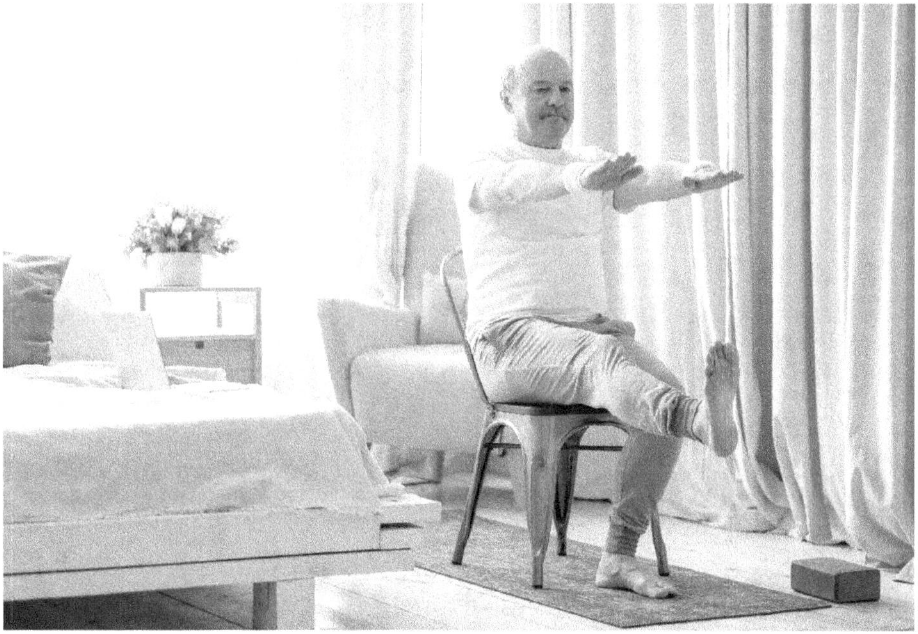

Beginnen wir mit den grundlegenden Balance-Übungen. Diese Übungen sind ideal für Einsteiger und helfen dabei, ein Gefühl für das Gleichgewicht zu entwickeln und die Stabilität zu erhöhen. Eine einfache Übung, die Sie ausprobieren können, ist das "Einbeinige Sitzen". Setzen Sie sich aufrecht auf einen Stuhl und stellen Sie beide Füße flach auf den

Boden. Heben Sie nun langsam einen Fuß vom Boden ab und halten Sie diese Position für einige Sekunden. Wechseln Sie anschließend das Bein. Diese Übung stärkt die Beinmuskulatur und verbessert die Balance. Achten Sie darauf, dass Ihr Rücken gerade bleibt und Sie tief und gleichmäßig   atmen.

Eine weitere grundlegende Übung ist das "Seitliche Beugen". Setzen Sie sich aufrecht auf den Stuhl und legen Sie Ihre Hände auf die Oberschenkel. Beugen Sie sich langsam zur Seite, als ob Sie mit Ihrer Hand den Boden berühren möchten. Halten Sie diese Position für ein paar Sekunden und kehren Sie dann in die Ausgangsposition zurück. Wiederholen Sie die Übung auf der anderen Seite. Diese Bewegung hilft, die seitliche Rumpfmuskulatur zu stärken und die Flexibilität zu erhöhen, was   wiederum   das   Gleichgewicht   verbessert.

Für diejenigen, die ihre Balance weiter herausfordern möchten, gibt es fortgeschrittene Balance-Übungen. Eine solche Übung ist das "Knieheben". Setzen Sie sich aufrecht auf den Stuhl und heben Sie ein Knie so hoch wie möglich an, während Sie das Gleichgewicht halten. Halten Sie diese Position für einige Sekunden und senken Sie dann das Bein wieder ab. Wiederholen Sie die Übung mit dem anderen Bein. Diese Übung stärkt die Oberschenkelmuskulatur und verbessert die Koordination.

Eine weitere fortgeschrittene Übung ist das "Arm- und Beinheben". Setzen Sie sich aufrecht auf den Stuhl und heben Sie gleichzeitig einen Arm und das gegenüberliegende Bein an. Halten Sie diese Position für einige Sekunden und wechseln Sie dann die Seite. Diese Übung erfordert mehr Koordination und stärkt sowohl die Arm- als auch die Beinmuskulatur,   was   zu   einer   besseren   Balance   beiträgt.

Neben den spezifischen Balance-Übungen ist es wichtig, auch die allgemeine Körperhaltung und Atmung zu berücksichtigen. Eine aufrechte Haltung und eine tiefe, gleichmäßige Atmung unterstützen die Stabilität und das Gleichgewicht. Achten Sie darauf, dass Ihr Rücken gerade ist, Ihre Schultern entspannt sind und Ihr Kopf in einer Linie mit der Wirbelsäule steht. Atmen Sie tief in den Bauch ein und aus, um die Muskulatur zu entspannen und die Konzentration zu fördern.

Ein weiterer wichtiger Aspekt des Gleichgewichtstrainings ist die regelmäßige Durchführung der Übungen. Nur durch kontinuierliches Training können Sie langfristige Verbesserungen erzielen. Planen Sie daher feste Zeiten in Ihrem Tagesablauf ein, um die Balance-Übungen durchzuführen. Schon 10 Minuten täglich können einen großen Unterschied machen.

Zusätzlich zu den Übungen können auch Hilfsmittel wie Balancekissen oder Gymnastikbälle verwendet werden, um das Training zu intensivieren. Diese Hilfsmittel fordern die Muskulatur noch mehr heraus und verbessern die Stabilität. Achten Sie jedoch darauf, dass Sie sich bei der Verwendung dieser Hilfsmittel sicher fühlen und gegebenenfalls eine stabile Unterlage oder Unterstützung in der Nähe haben.

Ein weiterer Tipp zur Verbesserung des Gleichgewichts ist die Integration von Balance-Übungen in den Alltag. Versuchen Sie zum Beispiel, beim Zähneputzen auf einem Bein zu stehen oder beim Warten auf den Bus leichte Balance-Übungen durchzuführen. Diese kleinen Übungen können helfen, das Gleichgewicht zu trainieren und die Muskulatur zu stärken, ohne dass Sie zusätzliche Zeit investieren müssen.

Abschließend ist es wichtig zu betonen, dass das Gleichgewichtstraining nicht nur körperliche, sondern auch mentale Vorteile bietet. Durch die Konzentration auf die Übungen und die bewusste Atmung können Sie Stress abbauen und Ihre geistige Klarheit verbessern. Dies trägt zu einem insgesamt besseren Wohlbefinden bei und hilft Ihnen, sich sicherer und selbstbewusster im Alltag zu bewegen.

Insgesamt bietet dieses Kapitel eine Vielzahl von Übungen und Tipps, um das Gleichgewicht zu stärken und die Sturzgefahr zu reduzieren. Durch regelmäßiges Training und die Integration von Balance-Übungen in den Alltag können Sie Ihre Stabilität und Koordination verbessern und somit Ihre Unabhängigkeit und Lebensqualität erhalten. Beginnen Sie noch heute mit den Übungen und spüren Sie die positiven Veränderungen, die sie in Ihrem Leben bewirken können.

4.1 Grundlegende Balance-Übungen

In diesem Abschnitt werden einfache Balance-Übungen vorgestellt, die speziell für Senioren entwickelt wurden. Die Leser lernen, wie sie ihre Körperhaltung verbessern und ihre Muskeln stärken können, um ein besseres Gleichgewicht zu erreichen. Jede Übung wird detailliert erklärt und kann bequem im Sitzen durchgeführt werden. Balance ist ein wesentlicher Bestandteil der körperlichen Fitness, insbesondere im Alter, da sie dazu beiträgt, Stürze zu vermeiden und die allgemeine Mobilität zu verbessern. Eine gute Balance ermöglicht es Senioren, sicherer und selbstbewusster durch den Alltag zu gehen, was wiederum ihre Unabhängigkeit und Lebensqualität erhöht.

Beginnen wir mit einer grundlegenden Übung, die als "Sitzende Gewichtsverlagerung" bekannt ist. Setzen Sie sich aufrecht auf einen stabilen Stuhl, die Füße flach auf dem Boden und die Knie im rechten Winkel. Heben Sie langsam den rechten Fuß vom Boden ab und verlagern Sie Ihr Gewicht auf die linke Seite. Halten Sie diese Position für einige Sekunden und kehren Sie dann zur Ausgangsposition zurück. Wiederholen Sie die Übung auf der anderen Seite. Diese einfache Bewegung hilft, die Muskeln in den Beinen und im Rumpf zu stärken, die für das Gleichgewicht entscheidend sind.

Eine weitere effektive Übung ist der "Sitzende Einbeinstand". Setzen Sie sich aufrecht auf einen Stuhl und heben Sie langsam ein Bein an, bis es parallel zum Boden ist. Halten Sie diese Position für einige Sekunden und senken Sie das Bein dann langsam wieder ab. Wiederholen Sie die Übung mit dem anderen Bein. Diese Übung stärkt nicht nur die Beinmuskulatur, sondern verbessert auch die Stabilität des Rumpfes.

Die "Sitzende Arm- und Beinbewegung" ist eine weitere Übung, die das Gleichgewicht fördert. Setzen Sie sich aufrecht auf einen Stuhl und heben Sie gleichzeitig den rechten Arm und das linke Bein an. Halten Sie diese

Position für einige Sekunden und kehren Sie dann zur Ausgangsposition zurück. Wiederholen Sie die Übung mit dem linken Arm und dem rechten Bein. Diese koordinierte Bewegung hilft, die Verbindung zwischen den oberen und unteren Körpermuskeln zu stärken und verbessert die allgemeine Balance.

Eine Studie der University of Sydney hat gezeigt, dass regelmäßige Balance-Übungen das Sturzrisiko bei Senioren um bis zu 30% reduzieren können. Diese Übungen sind nicht nur einfach durchzuführen, sondern auch äußerst effektiv, wenn sie regelmäßig in den Alltag integriert werden. Es ist wichtig, dass Senioren diese Übungen langsam und kontrolliert ausführen, um Verletzungen zu vermeiden und die bestmöglichen Ergebnisse zu erzielen.

Ein weiteres Beispiel für eine effektive Balance-Übung ist der "Sitzende Twist". Setzen Sie sich aufrecht auf einen Stuhl und legen Sie die Hände auf die Oberschenkel. Drehen Sie den Oberkörper langsam nach rechts, halten Sie die Position für einige Sekunden und kehren Sie dann zur Ausgangsposition zurück. Wiederholen Sie die Übung auf der linken Seite. Diese Bewegung hilft, die Rumpfmuskulatur zu stärken und die Flexibilität der Wirbelsäule zu verbessern, was wiederum das Gleichgewicht fördert.

Die "Sitzende Fersenhebung" ist eine weitere einfache Übung, die das Gleichgewicht verbessert. Setzen Sie sich aufrecht auf einen Stuhl und heben Sie langsam die Fersen vom Boden ab, während die Zehen auf dem Boden bleiben. Halten Sie diese Position für einige Sekunden und senken Sie die Fersen dann langsam wieder ab. Diese Übung stärkt die Wadenmuskulatur und verbessert die Stabilität der Knöchel, was für ein gutes Gleichgewicht unerlässlich ist.

Eine weitere effektive Übung ist der "Sitzende Seitliche Beinheber". Setzen Sie sich aufrecht auf einen Stuhl und heben Sie langsam ein Bein zur Seite, halten Sie die Position für einige Sekunden und senken Sie das Bein dann langsam wieder ab. Wiederholen Sie die Übung mit dem anderen Bein. Diese Bewegung stärkt die seitlichen Beinmuskeln und verbessert die Stabilität des Beckens, was wiederum das Gleichgewicht fördert.

Es ist wichtig zu betonen, dass Balance-Übungen nicht nur die körperliche Stabilität verbessern, sondern auch das Selbstvertrauen und die geistige Klarheit fördern. Eine Studie der Harvard Medical School hat gezeigt, dass regelmäßige Balance-Übungen die kognitive Funktion bei Senioren verbessern können, da sie die neuronalen Verbindungen im Gehirn stärken. Dies ist besonders wichtig, da ein gutes Gleichgewicht nicht nur von der körperlichen Stärke, sondern auch von der geistigen Klarheit abhängt.

Die "Sitzende Gewichtsverlagerung mit geschlossenen Augen" ist eine fortgeschrittene Übung, die das Gleichgewicht weiter verbessert. Setzen Sie sich aufrecht auf einen Stuhl, schließen Sie die Augen und verlagern Sie langsam Ihr Gewicht von einer Seite zur anderen. Diese Übung erfordert mehr Konzentration und stärkt die propriozeptiven Fähigkeiten, die für ein gutes Gleichgewicht entscheidend sind.

Die "Sitzende Arm- und Beinbewegung mit geschlossenen Augen" ist eine weitere fortgeschrittene Übung. Setzen Sie sich aufrecht auf einen Stuhl, schließen Sie die Augen und heben Sie gleichzeitig den rechten Arm und das linke Bein an. Halten Sie diese Position für einige Sekunden und kehren Sie dann zur Ausgangsposition zurück. Wiederholen Sie die Übung mit dem linken Arm und dem rechten Bein. Diese koordinierte Bewegung hilft, die Verbindung zwischen den oberen und unteren Körpermuskeln weiter zu stärken und verbessert die allgemeine Balance.

Zusammenfassend lässt sich sagen, dass einfache Balance-Übungen, die bequem im Sitzen durchgeführt werden können, eine effektive Methode sind, um die körperliche Stabilität und das Selbstvertrauen von Senioren zu verbessern. Durch regelmäßige Übung können Senioren ihre Muskeln stärken, ihre Körperhaltung verbessern und ihr Sturzrisiko erheblich reduzieren. Es ist wichtig, dass diese Übungen langsam und kontrolliert ausgeführt werden, um Verletzungen zu vermeiden und die bestmöglichen Ergebnisse zu erzielen. Mit der richtigen Anleitung und Motivation können Senioren ihre Balance verbessern und ein aktives, unabhängiges Leben führen.

4.2 Fortgeschrittene Balance-Übungen

Fortgeschrittene Balance-Übungen sind ein wesentlicher Bestandteil des Stuhl-Yoga-Programms für Senioren, da sie nicht nur die körperliche Stabilität und das Gleichgewicht verbessern, sondern auch das Selbstvertrauen und die Unabhängigkeit im Alltag stärken. Diese Übungen sind speziell darauf ausgelegt, die Kernmuskulatur zu stärken und die Stabilität zu erhöhen, um Stürze zu vermeiden. Obwohl sie anspruchsvoller sind als grundlegende Balance-Übungen, sind sie dennoch für Senioren geeignet und können sicher im Sitzen durchgeführt werden. Es ist wichtig, dass die Übungen langsam und kontrolliert ausgeführt werden, um Verletzungen zu vermeiden und die bestmöglichen Ergebnisse zu erzielen.

Eine der fortgeschrittenen Balance-Übungen, die wir vorstellen möchten, ist die "Sitzende Einbeinstand". Diese Übung erfordert Konzentration und stärkt die Bein- und Rumpfmuskulatur. Setzen Sie sich aufrecht auf den Stuhl, die Füße flach auf dem Boden. Heben Sie langsam ein Bein an und strecken Sie es gerade aus, während Sie das andere Bein fest auf dem Boden halten. Halten Sie diese Position für einige Sekunden, bevor Sie das Bein langsam wieder absenken. Wiederholen Sie die Übung mit dem anderen Bein. Diese Übung hilft, die Muskeln zu stärken, die für das Gleichgewicht und die Stabilität wichtig sind, und kann dazu beitragen, das Risiko von Stürzen zu verringern.

Eine weitere effektive Übung ist der "Sitzende Twist". Diese Übung stärkt die Rumpfmuskulatur und verbessert die Flexibilität der Wirbelsäule. Setzen Sie sich aufrecht auf den Stuhl, die Füße flach auf dem Boden. Legen Sie die rechte Hand auf die Außenseite des linken Oberschenkels und drehen Sie den Oberkörper langsam nach links, während Sie die linke Hand auf die Rückenlehne des Stuhls legen. Halten Sie diese Position für einige Sekunden und kehren Sie dann langsam in die Ausgangsposition zurück. Wiederholen Sie die Übung auf der anderen Seite. Der Sitzende

Twist hilft, die Rumpfmuskulatur zu stärken und die Flexibilität der Wirbelsäule zu erhöhen, was zu einer besseren Balance und Stabilität beiträgt.

Eine weitere fortgeschrittene Übung ist die "Sitzende Seitliche Beinhebung". Diese Übung stärkt die seitlichen Bauchmuskeln und die Hüftmuskulatur. Setzen Sie sich aufrecht auf den Stuhl, die Füße flach auf dem Boden. Heben Sie langsam ein Bein zur Seite an, während Sie das andere Bein fest auf dem Boden halten. Halten Sie diese Position für einige Sekunden, bevor Sie das Bein langsam wieder absenken. Wiederholen Sie die Übung mit dem anderen Bein. Diese Übung hilft, die Muskeln zu stärken, die für das Gleichgewicht und die Stabilität wichtig sind, und kann dazu beitragen, das Risiko von Stürzen zu verringern.

Eine weitere Übung, die wir empfehlen, ist der "Sitzende Knieheben". Diese Übung stärkt die Bauchmuskulatur und verbessert die Stabilität des Rumpfes. Setzen Sie sich aufrecht auf den Stuhl, die Füße flach auf dem Boden. Heben Sie langsam ein Knie an, während Sie das andere Bein fest auf dem Boden halten. Halten Sie diese Position für einige Sekunden, bevor Sie das Knie langsam wieder absenken. Wiederholen Sie die Übung mit dem anderen Knie. Der Sitzende Knieheben hilft, die Bauchmuskulatur zu stärken und die Stabilität des Rumpfes zu erhöhen, was zu einer besseren Balance und Stabilität beiträgt.

Eine weitere effektive Übung ist der "Sitzende Arm- und Beinheben". Diese Übung erfordert Koordination und stärkt die Arm- und Beinmuskulatur. Setzen Sie sich aufrecht auf den Stuhl, die Füße flach auf dem Boden. Heben Sie langsam einen Arm und das gegenüberliegende Bein an, während Sie das andere Bein und den anderen Arm fest auf dem Boden halten. Halten Sie diese Position für einige Sekunden, bevor Sie Arm und Bein langsam wieder absenken. Wiederholen Sie die Übung auf der anderen Seite. Der Sitzende Arm- und Beinheben hilft, die Muskeln zu stärken, die für das Gleichgewicht und die Stabilität wichtig sind, und kann dazu beitragen, das Risiko von Stürzen zu verringern.

Eine weitere fortgeschrittene Übung ist der "Sitzende Seitliche Twist". Diese Übung stärkt die seitlichen Bauchmuskeln und verbessert die Flexibilität der Wirbelsäule. Setzen Sie sich aufrecht auf den Stuhl, die Füße flach auf dem Boden. Legen Sie die rechte Hand auf die Außenseite des linken Oberschenkels und drehen Sie den Oberkörper langsam nach links, während Sie die linke Hand auf die Rückenlehne des Stuhls legen. Halten Sie diese Position für einige Sekunden und kehren Sie dann langsam in die Ausgangsposition zurück. Wiederholen Sie die Übung auf der anderen Seite. Der Sitzende Seitliche Twist hilft, die seitlichen Bauchmuskeln zu stärken und die Flexibilität der Wirbelsäule zu erhöhen, was zu einer besseren Balance und Stabilität beiträgt.

Eine weitere effektive Übung ist der "Sitzende Beinwechsel". Diese Übung stärkt die Beinmuskulatur und verbessert die Koordination. Setzen Sie sich aufrecht auf den Stuhl, die Füße flach auf dem Boden. Heben Sie langsam ein Bein an und strecken Sie es gerade aus, während Sie das andere Bein fest auf dem Boden halten. Wechseln Sie dann langsam das Bein und strecken Sie das andere Bein aus, während Sie das erste Bein wieder absenken. Wiederholen Sie die Übung mehrmals. Der Sitzende Beinwechsel hilft, die Beinmuskulatur zu stärken und die Koordination zu verbessern, was zu einer besseren Balance und Stabilität beiträgt.

Eine weitere fortgeschrittene Übung ist der "Sitzende Knie-zu-Ellbogen". Diese Übung erfordert Koordination und stärkt die Bauchmuskulatur. Setzen Sie sich aufrecht auf den Stuhl, die Füße flach auf dem Boden. Heben Sie langsam ein Knie an und führen Sie es zum gegenüberliegenden Ellbogen, während Sie den Oberkörper leicht drehen. Halten Sie diese Position für einige Sekunden, bevor Sie das Knie und den Ellbogen langsam wieder absenken. Wiederholen Sie die Übung auf der anderen Seite. Der Sitzende Knie-zu-Ellbogen hilft, die Bauchmuskulatur zu stärken und die Koordination zu verbessern, was zu einer besseren Balance und Stabilität beiträgt.

Eine weitere effektive Übung ist der "Sitzende Beinheben mit Armkreisen". Diese Übung erfordert Koordination und stärkt die Arm- und Beinmuskulatur. Setzen Sie sich aufrecht auf den Stuhl, die Füße flach auf dem Boden. Heben Sie langsam ein Bein an und strecken Sie es gerade aus, während Sie gleichzeitig die Arme zur Seite heben und kleine Kreise in die Luft zeichnen. Halten Sie diese Position für einige Sekunden, bevor Sie das Bein und die Arme langsam wieder absenken. Wiederholen Sie die Übung mit dem anderen Bein. Der Sitzende Beinheben mit Armkreisen hilft, die Arm- und Beinmuskulatur zu stärken und die Koordination zu verbessern, was zu einer besseren Balance und Stabilität beiträgt.

Eine weitere fortgeschrittene Übung ist der "Sitzende Seitliche Beinheben mit Armkreisen". Diese Übung erfordert Koordination und stärkt die seitlichen Bauchmuskeln und die Arm- und Beinmuskulatur. Setzen Sie sich aufrecht auf den Stuhl, die Füße flach auf dem Boden. Heben Sie langsam ein Bein zur Seite an und strecken Sie es gerade aus, während Sie gleichzeitig die Arme zur Seite heben und kleine Kreise in die Luft zeichnen. Halten Sie diese Position für einige Sekunden, bevor Sie das Bein und die Arme langsam wieder absenken. Wiederholen Sie die Übung mit dem anderen Bein. Der Sitzende Seitliche Beinheben mit Armkreisen hilft, die seitlichen Bauchmuskeln und die Arm- und Beinmuskulatur zu stärken und die Koordination zu verbessern, was zu einer besseren Balance und Stabilität beiträgt.

Eine weitere effektive Übung ist der "Sitzende Beinheben mit Armkreisen und Drehung". Diese Übung erfordert Koordination und stärkt die Bauchmuskulatur sowie die Arm- und Beinmuskulatur. Setzen Sie sich aufrecht auf den Stuhl, die Füße flach auf dem Boden. Heben Sie langsam ein Bein an und strecken Sie es gerade aus, während Sie gleichzeitig die Arme zur Seite heben und kleine Kreise in die Luft zeichnen. Drehen Sie den Oberkörper leicht zur Seite, während Sie das Bein anheben. Halten Sie diese Position für einige Sekunden, bevor Sie das Bein und die Arme langsam wieder absenken. Wiederholen Sie die Übung mit dem anderen Bein. Der Sitzende Beinheben mit Armkreisen und Drehung hilft, die Bauchmuskulatur sowie die Arm- und Beinmuskulatur zu stärken und die Koordination zu verbessern, was zu einer besseren Balance und Stabilität beiträgt.

Eine weitere fortgeschrittene Übung ist der "Sitzende Beinheben mit Armkreisen und Seitendrehung". Diese Übung erfordert Koordination und stärkt die seitlichen Bauchmuskeln sowie die Arm- und Beinmuskulatur. Setzen Sie sich aufrecht auf den Stuhl, die Füße flach auf dem Boden. Heben Sie langsam ein Bein zur Seite an und strecken Sie es gerade aus, während Sie gleichzeitig die Arme zur Seite heben und kleine Kreise in die Luft zeichnen. Drehen Sie den Oberkörper leicht zur Seite, während Sie das Bein anheben. Halten Sie diese Position für einige Sekunden, bevor Sie das Bein und die Arme langsam wieder absenken. Wiederholen Sie die Übung mit dem anderen Bein. Der Sitzende Beinheben mit Armkreisen und Seitendrehung hilft, die seitlichen Bauchmuskeln sowie die Arm- und Beinmuskulatur zu stärken und die Koordination zu verbessern, was zu einer besseren Balance und Stabilität beiträgt.

Eine weitere effektive Übung ist der "Sitzende Beinheben mit Armkreisen und Rückendrehung". Diese Übung erfordert Koordination und stärkt die Rückenmuskulatur sowie die Arm- und Beinmuskulatur. Setzen Sie sich aufrecht auf den Stuhl, die Füße flach auf dem Boden. Heben Sie langsam ein Bein an und strecken Sie es gerade aus, während Sie gleichzeitig die Arme zur Seite heben und kleine Kreise in die Luft zeichnen. Drehen Sie den Oberkörper leicht nach hinten, während Sie das Bein anheben. Halten Sie diese Position für einige Sekunden, bevor Sie das Bein und die Arme langsam wieder absenken. Wiederholen Sie die Übung mit dem anderen Bein. Der Sitzende Beinheben mit Armkreisen und

Rückendrehung hilft, die Rückenmuskulatur sowie die Arm- und Beinmuskulatur zu stärken und die Koordination zu verbessern, was zu einer besseren Balance und Stabilität beiträgt.

Eine weitere fortgeschrittene Übung ist der "Sitzende Beinheben mit Armkreisen und Vorwärtsdrehung". Diese Übung erfordert Koordination und stärkt die Bauchmuskulatur sowie die Arm- und Beinmuskulatur. Setzen Sie sich aufrecht auf den Stuhl, die Füße flach auf dem Boden. Heben Sie langsam ein Bein an und strecken Sie es gerade aus, während Sie gleichzeitig die Arme zur Seite heben und kleine Kreise in die Luft zeichnen. Drehen Sie den Oberkörper leicht nach vorne, während Sie das Bein anheben. Halten Sie diese Position für einige Sekunden, bevor Sie das Bein und die Arme langsam wieder absenken. Wiederholen Sie die Übung mit dem anderen Bein. Der Sitzende Beinheben mit Armkreisen und Vorwärtsdrehung hilft, die Bauchmuskulatur sowie die Arm- und Beinmuskulatur zu stärken und die Koordination zu verbessern, was zu einer besseren Balance und Stabilität beiträgt.

Zusammenfassend lässt sich sagen, dass fortgeschrittene Balance-Übungen im Stuhl-Yoga-Programm für Senioren eine wichtige Rolle spielen, um die körperliche Stabilität und das Gleichgewicht zu verbessern. Diese Übungen sind speziell darauf ausgelegt, die Kernmuskulatur zu stärken und die Stabilität zu erhöhen, um Stürze zu vermeiden. Obwohl sie anspruchsvoller sind als grundlegende Balance-Übungen, sind sie dennoch für Senioren geeignet und können sicher im Sitzen durchgeführt werden. Es ist wichtig, dass die Übungen langsam und kontrolliert ausgeführt werden, um Verletzungen zu vermeiden und die bestmöglichen Ergebnisse zu erzielen. Durch regelmäßiges Üben dieser fortgeschrittenen Balance-Übungen können Senioren ihre körperliche Stabilität und ihr Gleichgewicht verbessern, was zu einem aktiveren und unabhängigeren Leben beiträgt.

5. Flexibilität erhöhen: sanfte Yoga-Übungen

Flexibilität ist ein wesentlicher Bestandteil eines gesunden und aktiven Lebensstils, insbesondere für Senioren. Mit zunehmendem Alter neigen unsere Muskeln und Gelenke dazu, steifer zu werden, was die Beweglichkeit einschränken und alltägliche Aktivitäten erschweren kann. Sanfte Yoga-Übungen bieten eine hervorragende Möglichkeit, die Flexibilität zu erhöhen, ohne den Körper übermäßig zu belasten. In diesem Kapitel werden wir eine Reihe von Yoga-Übungen vorstellen, die speziell darauf ausgelegt sind, die Gelenkbeweglichkeit zu verbessern und Verspannungen zu lösen. Diese Übungen sind einfach durchzuführen und können bequem im Sitzen ausgeführt werden, was sie ideal für Senioren macht.

Beginnen wir mit einer grundlegenden Dehnübung für den gesamten Körper. Setzen Sie sich aufrecht auf einen Stuhl, die Füße flach auf dem Boden und die Hände auf den Oberschenkeln. Atmen Sie tief ein und heben Sie die Arme über den Kopf, während Sie sich leicht nach hinten lehnen. Spüren Sie die Dehnung in Ihrem Rücken und Ihren Schultern. Halten Sie diese Position für einige Atemzüge und kehren Sie dann langsam in die Ausgangsposition zurück. Diese Übung hilft, die Wirbelsäule zu strecken und die Flexibilität im oberen Rückenbereich zu erhöhen.

Eine weitere effektive Übung ist die seitliche Dehnung. Setzen Sie sich wieder aufrecht auf den Stuhl und legen Sie die rechte Hand auf die rechte Hüfte. Heben Sie den linken Arm über den Kopf und beugen Sie sich langsam zur rechten Seite, während Sie tief einatmen. Spüren Sie die Dehnung entlang der linken Seite Ihres Körpers. Halten Sie diese Position für einige Atemzüge und kehren Sie dann langsam in die

Ausgangsposition zurück. Wiederholen Sie die Übung auf der anderen Seite. Diese seitliche Dehnung hilft, die Flexibilität in den seitlichen Rumpfmuskeln zu erhöhen und Verspannungen in der Taille zu lösen.

Für die Flexibilität der Beine und Hüften ist die sitzende Vorwärtsbeuge eine ausgezeichnete Übung. Setzen Sie sich aufrecht auf den Stuhl und strecken Sie die Beine vor sich aus, die Fersen auf dem Boden und die Zehen nach oben gerichtet. Atmen Sie tief ein und beugen Sie sich beim Ausatmen langsam nach vorne, wobei Sie versuchen, die Zehen zu erreichen. Spüren Sie die Dehnung in Ihren Oberschenkeln und Waden. Halten Sie diese Position für einige Atemzüge und kehren Sie dann langsam in die Ausgangsposition zurück. Diese Übung verbessert die Flexibilität der hinteren Beinmuskulatur und der unteren Rückenmuskulatur.

Eine weitere wichtige Übung für die Flexibilität der Hüften ist die sitzende Hüftöffnung. Setzen Sie sich aufrecht auf den Stuhl und legen Sie den rechten Knöchel auf das linke Knie. Drücken Sie sanft auf das rechte Knie, um die Dehnung in der rechten Hüfte zu intensivieren. Halten Sie diese Position für einige Atemzüge und kehren Sie dann langsam in die Ausgangsposition zurück. Wiederholen Sie die Übung auf der anderen Seite. Diese Hüftöffnung hilft, die Flexibilität in den Hüftgelenken zu erhöhen und Verspannungen im unteren Rückenbereich zu lösen.

Für die Flexibilität der Schultern und des oberen Rückens ist die sitzende Schulterdehnung eine hervorragende Übung. Setzen Sie sich aufrecht auf den Stuhl und heben Sie den rechten Arm über den Kopf. Beugen Sie den Ellbogen und legen Sie die rechte Hand zwischen die Schulterblätter. Greifen Sie mit der linken Hand den rechten Ellbogen und ziehen Sie ihn sanft nach unten, um die Dehnung zu intensivieren. Halten Sie diese Position für einige Atemzüge und kehren Sie dann langsam in die Ausgangsposition zurück. Wiederholen Sie die Übung auf der anderen

Seite. Diese Schulterdehnung hilft, die Flexibilität in den Schultern und im oberen Rückenbereich zu erhöhen und Verspannungen zu lösen.

Eine weitere effektive Übung für die Flexibilität des Rückens ist die sitzende Drehung. Setzen Sie sich aufrecht auf den Stuhl und legen Sie die rechte Hand auf die linke Knieaußenseite. Drehen Sie den Oberkörper langsam nach links, während Sie tief einatmen. Spüren Sie die Dehnung in Ihrem Rücken und Ihren Schultern. Halten Sie diese Position für einige Atemzüge und kehren Sie dann langsam in die Ausgangsposition zurück. Wiederholen Sie die Übung auf der anderen Seite. Diese sitzende Drehung hilft, die Flexibilität in der Wirbelsäule zu erhöhen und Verspannungen im Rücken zu lösen.

Für die Flexibilität der Handgelenke und Finger ist die sitzende Handgelenksdehnung eine einfache, aber effektive Übung. Setzen Sie sich aufrecht auf den Stuhl und strecken Sie die Arme vor sich aus, die Handflächen nach unten gerichtet. Beugen Sie die Handgelenke nach unten, sodass die Fingerspitzen zum Boden zeigen. Mit der anderen Hand ziehen Sie die Finger sanft nach unten, um die Dehnung zu intensivieren. Halten Sie diese Position für einige Atemzüge und kehren Sie dann langsam in die Ausgangsposition zurück. Wiederholen Sie die Übung auf der anderen Seite. Diese Handgelenksdehnung hilft, die Flexibilität in den Handgelenken und Fingern zu erhöhen und Verspannungen zu lösen.

Eine weitere wichtige Übung für die Flexibilität der Beine ist die sitzende Beinhebung. Setzen Sie sich aufrecht auf den Stuhl und strecken Sie das rechte Bein vor sich aus, die Ferse auf dem Boden und die Zehen nach oben gerichtet. Heben Sie das rechte Bein langsam an, bis es parallel zum Boden ist, und halten Sie diese Position für einige Atemzüge. Senken Sie das Bein langsam wieder ab und kehren Sie in die Ausgangsposition zurück. Wiederholen Sie die Übung auf der anderen Seite. Diese Beinhebung hilft, die Flexibilität in den Oberschenkeln und Waden zu erhöhen und die Beinmuskulatur zu stärken.

Für die Flexibilität des Nackens ist die sitzende Nackendehnung eine einfache, aber effektive Übung. Setzen Sie sich aufrecht auf den Stuhl und legen Sie die rechte Hand auf den Kopf. Ziehen Sie den Kopf sanft zur rechten Seite, um die Dehnung in der linken Nackenseite zu intensivieren. Halten Sie diese Position für einige Atemzüge und kehren Sie dann langsam in die Ausgangsposition zurück. Wiederholen Sie die Übung auf der anderen Seite. Diese Nackendehnung hilft, die Flexibilität im Nackenbereich zu erhöhen und Verspannungen zu lösen.

Abschließend möchten wir betonen, dass die regelmäßige Durchführung dieser sanften Yoga-Übungen nicht nur die Flexibilität erhöht, sondern auch das allgemeine Wohlbefinden verbessert. Durch die Verbesserung der Gelenkbeweglichkeit und das Lösen von Verspannungen können Senioren ihre täglichen Aktivitäten leichter und schmerzfreier ausführen. Darüber hinaus tragen diese Übungen zur Reduktion von Stress bei und fördern die Entspannung, was zu einer besseren Lebensqualität führt. Beginnen Sie noch heute mit diesen sanften Yoga-Übungen und spüren Sie die positiven Veränderungen, die sie in Ihrem Leben bewirken können.

5.1 Sanfte Dehnübungen für den ganzen Körper

Sanfte Dehnübungen für den ganzen Körper sind eine wunderbare Möglichkeit, die Flexibilität zu erhöhen und die allgemeine Beweglichkeit zu verbessern. Diese Übungen sind speziell darauf ausgelegt, die Gelenke zu mobilisieren und Verspannungen zu lösen, ohne dass spezielle Ausrüstung erforderlich ist. Sie sind einfach durchzuführen und können bequem im Sitzen ausgeführt werden, was sie ideal für Senioren macht, die ihre körperliche Fitness verbessern möchten, ohne sich übermäßig anzustrengen.

Beginnen wir mit einer sanften Dehnübung für den Nacken. Setzen Sie sich bequem auf Ihren Stuhl und halten Sie Ihren Rücken gerade. Neigen Sie langsam Ihren Kopf zur rechten Schulter, bis Sie eine sanfte Dehnung auf der linken Seite Ihres Nackens spüren. Halten Sie diese Position für etwa 20 Sekunden und kehren Sie dann langsam in die Ausgangsposition zurück. Wiederholen Sie die Übung auf der anderen Seite. Diese einfache Bewegung hilft, Spannungen im Nackenbereich zu lösen und die Flexibilität der Nackenmuskulatur zu verbessern.

Eine weitere effektive Übung ist die Schulterdehnung. Setzen Sie sich aufrecht hin und heben Sie Ihre Arme seitlich auf Schulterhöhe an. Ziehen Sie Ihre Schulterblätter zusammen, als ob Sie versuchen würden, sie hinter Ihrem Rücken zu berühren. Halten Sie diese Position für einige Sekunden und lassen Sie dann los. Diese Übung hilft, die Schultermuskulatur zu dehnen und Verspannungen im oberen Rückenbereich zu lösen.

Für die Dehnung der Arme und Handgelenke strecken Sie einen Arm gerade vor sich aus und ziehen Sie die Fingerspitzen mit der anderen Hand sanft nach unten, bis Sie eine Dehnung im Unterarm spüren.

Halten Sie diese Position für etwa 20 Sekunden und wechseln Sie dann die Seite. Diese Übung ist besonders nützlich, um die Flexibilität der Handgelenke zu verbessern und Verspannungen in den Unterarmen zu lösen, die durch wiederholte Bewegungen oder längeres Sitzen entstehen können.

Eine weitere wichtige Übung ist die Brustdehnung. Setzen Sie sich aufrecht hin und verschränken Sie Ihre Finger hinter Ihrem Rücken. Heben Sie Ihre Arme langsam an und ziehen Sie Ihre Schulterblätter zusammen, bis Sie eine Dehnung in der Brust spüren. Halten Sie diese Position für einige Sekunden und lassen Sie dann los. Diese Übung hilft, die Brustmuskulatur zu dehnen und die Haltung zu verbessern, indem sie die Schultern nach hinten zieht und den Brustkorb öffnet.

Für die Dehnung des unteren Rückens setzen Sie sich aufrecht hin und legen Sie Ihre Hände auf Ihre Oberschenkel. Beugen Sie sich langsam nach vorne, bis Sie eine Dehnung im unteren Rücken spüren. Halten Sie diese Position für einige Sekunden und kehren Sie dann langsam in die Ausgangsposition zurück. Diese Übung hilft, Verspannungen im unteren Rücken zu lösen und die Flexibilität der Wirbelsäule zu verbessern.

Eine weitere effektive Übung ist die Hüftdehnung. Setzen Sie sich aufrecht hin und legen Sie einen Fuß auf das gegenüberliegende Knie. Drücken Sie sanft auf das angehobene Knie, bis Sie eine Dehnung in der Hüfte spüren. Halten Sie diese Position für etwa 20 Sekunden und wechseln Sie dann die Seite. Diese Übung hilft, die Hüftmuskulatur zu dehnen und die Beweglichkeit der Hüftgelenke zu verbessern.

Für die Dehnung der Beine setzen Sie sich aufrecht hin und strecken Sie ein Bein gerade vor sich aus. Beugen Sie sich langsam nach vorne und versuchen Sie, Ihre Zehen zu berühren. Halten Sie diese Position für einige Sekunden und kehren Sie dann langsam in die Ausgangsposition zurück. Diese Übung hilft, die Beinmuskulatur zu dehnen und die Flexibilität der Oberschenkel und Waden zu verbessern.

Eine weitere wichtige Übung ist die Dehnung der Knöchel. Setzen Sie sich aufrecht hin und heben Sie einen Fuß vom Boden ab. Drehen Sie Ihren Fuß langsam im Uhrzeigersinn und dann gegen den Uhrzeigersinn, um die Knöchelgelenke zu mobilisieren. Wiederholen Sie die Übung mit dem anderen Fuß. Diese Übung hilft, die Beweglichkeit der Knöchelgelenke zu verbessern und Verspannungen in den Füßen zu lösen.

Schließlich ist die Ganzkörperdehnung eine hervorragende Möglichkeit, den gesamten Körper zu dehnen und die Flexibilität zu verbessern. Setzen Sie sich aufrecht hin und strecken Sie Ihre Arme über den Kopf. Greifen Sie mit einer Hand das Handgelenk der anderen Hand und ziehen Sie sanft zur Seite, bis Sie eine Dehnung in der Seite Ihres Körpers spüren. Halten Sie diese Position für einige Sekunden und wechseln Sie dann die Seite.

Diese Übung hilft, die seitlichen Muskeln des Körpers zu dehnen und die Beweglichkeit der Wirbelsäule zu verbessern. Diese sanften Dehnübungen für den ganzen Körper sind einfach durchzuführen und erfordern keine besondere Ausrüstung. Sie helfen, Verspannungen zu lösen und die Gelenkbeweglichkeit zu verbessern, was zu einer insgesamt besseren körperlichen Fitness und einem gesteigerten Wohlbefinden führt. Indem Sie diese Übungen regelmäßig in Ihre tägliche Routine integrieren, können Sie Ihre Flexibilität erhöhen und die Beweglichkeit Ihres Körpers verbessern, was Ihnen hilft, ein aktives und unabhängiges Leben zu führen.

5.2 Gezielte Dehnübungen für die Wirbelsäule

Gezielte Dehnübungen für die Wirbelsäule sind ein wesentlicher Bestandteil des Stuhl-Yoga-Programms, da sie speziell darauf abzielen, die Flexibilität der Wirbelsäule zu erhöhen, Rückenschmerzen zu lindern und die Körperhaltung zu verbessern. Diese Übungen sind besonders nützlich für Menschen, die viel sitzen oder unter Rückenproblemen leiden. Die Wirbelsäule ist das zentrale Stützsystem unseres Körpers und spielt eine entscheidende Rolle für unsere allgemeine Gesundheit und unser Wohlbefinden. Eine flexible und starke Wirbelsäule kann dazu beitragen, die Belastung auf andere Körperteile zu reduzieren und das Risiko von Verletzungen zu minimieren.

Beginnen wir mit einer einfachen, aber effektiven Übung, die als "Katzen-Kuh-Übung" bekannt ist. Setzen Sie sich aufrecht auf Ihren Stuhl, die Füße flach auf dem Boden und die Hände auf den Oberschenkeln. Atmen Sie tief ein und wölben Sie beim Einatmen den Rücken, indem Sie das Brustbein nach vorne und oben heben. Dies ist die "Kuh"-Position. Beim Ausatmen runden Sie den Rücken, ziehen den Bauchnabel zur Wirbelsäule und lassen das Kinn zur Brust sinken. Dies ist die "Katzen"-Position. Wiederholen Sie diese Bewegung langsam und bewusst für etwa fünf bis zehn Atemzüge. Diese Übung hilft, die gesamte Wirbelsäule zu mobilisieren und Verspannungen im Rücken zu lösen.

Eine weitere wirkungsvolle Übung ist die "Seitliche Dehnung". Setzen Sie sich aufrecht auf Ihren Stuhl und legen Sie die rechte Hand auf die rechte Stuhllehne. Heben Sie den linken Arm über den Kopf und neigen Sie den Oberkörper sanft nach rechts. Halten Sie diese Position für fünf tiefe Atemzüge und spüren Sie die Dehnung entlang der linken Seite Ihres Körpers. Kehren Sie dann zur Ausgangsposition zurück und wiederholen Sie die Übung auf der anderen Seite. Diese Dehnung hilft, die seitlichen Muskeln der Wirbelsäule zu dehnen und die Beweglichkeit in der seitlichen Biegung zu verbessern.

Eine weitere gezielte Übung für die Wirbelsäule ist die "Drehung im Sitzen". Setzen Sie sich aufrecht auf Ihren Stuhl, die Füße flach auf dem Boden. Legen Sie die rechte Hand auf die linke Stuhllehne und die linke Hand auf das rechte Knie. Atmen Sie tief ein und verlängern Sie die Wirbelsäule. Beim Ausatmen drehen Sie den Oberkörper sanft nach links, schauen über die linke Schulter und halten diese Position für fünf tiefe Atemzüge. Kehren Sie dann zur Ausgangsposition zurück und wiederholen Sie die Übung auf der anderen Seite. Diese Drehung hilft, die Flexibilität der Wirbelsäule zu erhöhen und Verspannungen im unteren Rücken zu lösen.

Für eine gezielte Dehnung der unteren Wirbelsäule eignet sich die "Vorwärtsbeuge im Sitzen". Setzen Sie sich aufrecht auf Ihren Stuhl, die Füße flach auf dem Boden. Atmen Sie tief ein und verlängern Sie die Wirbelsäule. Beim Ausatmen beugen Sie sich langsam nach vorne, lassen den Oberkörper über die Oberschenkel sinken und die Hände Richtung Boden gleiten. Halten Sie diese Position für fünf tiefe Atemzüge und spüren Sie die Dehnung im unteren Rücken und in den Hüften. Diese Übung hilft, die Flexibilität der unteren Wirbelsäule zu erhöhen und Verspannungen im unteren Rücken zu lösen.

Eine weitere wichtige Übung ist die "Brustöffnung im Sitzen". Setzen Sie sich aufrecht auf Ihren Stuhl, die Füße flach auf dem Boden. Legen Sie die Hände hinter den Kopf und ziehen Sie die Ellbogen sanft nach hinten, während Sie das Brustbein nach vorne und oben heben. Halten Sie diese Position für fünf tiefe Atemzüge und spüren Sie die Dehnung im oberen Rücken und in der Brust. Diese Übung hilft, die Flexibilität der oberen Wirbelsäule zu erhöhen und Verspannungen im oberen Rücken zu lösen.

Eine gezielte Übung für die gesamte Wirbelsäule ist die "Wirbelsäulenwelle im Sitzen". Setzen Sie sich aufrecht auf Ihren Stuhl, die Füße flach auf dem Boden und die Hände auf den Oberschenkeln.

Atmen Sie tief ein und wölben Sie beim Einatmen den Rücken, indem Sie das Brustbein nach vorne und oben heben. Beim Ausatmen runden Sie den Rücken, ziehen den Bauchnabel zur Wirbelsäule und lassen das Kinn zur Brust sinken. Wiederholen Sie diese Bewegung langsam und bewusst für etwa fünf bis zehn Atemzüge. Diese Übung hilft, die gesamte Wirbelsäule zu mobilisieren und Verspannungen im Rücken zu lösen.

Zusätzlich zu diesen gezielten Dehnübungen ist es wichtig, regelmäßig an Ihrer Körperhaltung zu arbeiten. Eine gute Körperhaltung kann dazu beitragen, die Belastung auf die Wirbelsäule zu reduzieren und das Risiko von Rückenschmerzen zu minimieren. Achten Sie darauf, dass Sie beim Sitzen und Stehen eine aufrechte Haltung einnehmen, die Schultern nach hinten und unten ziehen und das Brustbein nach vorne und oben heben. Vermeiden Sie es, sich nach vorne zu beugen oder den Kopf nach vorne zu schieben, da dies die Belastung auf die Wirbelsäule erhöhen kann.

Es gibt zahlreiche Studien, die die Vorteile von gezielten Dehnübungen für die Wirbelsäule belegen. Eine Studie, die im "Journal of Physical Therapy Science" veröffentlicht wurde, zeigte, dass regelmäßige Dehnübungen die Flexibilität der Wirbelsäule erhöhen und Rückenschmerzen bei älteren Erwachsenen reduzieren können. Eine weitere Studie, die im "Journal of Geriatric Physical Therapy" veröffentlicht wurde, fand heraus, dass gezielte Dehnübungen die Körperhaltung verbessern und das Risiko von Stürzen bei älteren Erwachsenen verringern können.

Ein Fallbeispiel ist die Geschichte von Frau Müller, einer 68-jährigen Rentnerin, die unter chronischen Rückenschmerzen litt. Nach der Einführung von gezielten Dehnübungen für die Wirbelsäule in ihre tägliche Routine bemerkte sie eine deutliche Verbesserung ihrer Flexibilität und eine Reduktion ihrer Rückenschmerzen. Frau Müller berichtet, dass sie sich jetzt viel beweglicher fühlt und ihre täglichen Aktivitäten ohne größere Einschränkungen bewältigen kann.

Ein weiteres Beispiel ist Herr Schmidt, ein 72-jähriger ehemaliger Büroangestellter, der aufgrund seiner sitzenden Tätigkeit unter ständigen Verspannungen im Rücken litt. Durch regelmäßige gezielte Dehnübungen für die Wirbelsäule konnte er seine Verspannungen lösen und seine Körperhaltung verbessern. Herr Schmidt berichtet, dass er sich jetzt viel energiegeladener fühlt und seine Lebensqualität deutlich gestiegen ist.

Zusammenfassend lässt sich sagen, dass gezielte Dehnübungen für die Wirbelsäule ein wesentlicher Bestandteil des Stuhl-Yoga-Programms sind. Diese Übungen helfen, die Flexibilität der Wirbelsäule zu erhöhen, Rückenschmerzen zu lindern und die Körperhaltung zu verbessern. Sie sind besonders nützlich für Menschen, die viel sitzen oder unter Rückenproblemen leiden. Durch regelmäßige Dehnübungen können Sie Ihre Wirbelsäule gesund und flexibel halten und Ihre allgemeine Lebensqualität verbessern.

6. Kraft und Vitalität aufbauen: Kräftigungsübungen

Kraft und Vitalität sind wesentliche Elemente eines gesunden und aktiven Lebensstils, insbesondere im fortgeschrittenen Alter. In diesem Kapitel konzentrieren wir uns auf Kräftigungsübungen, die speziell darauf abzielen, die Muskelkraft und Vitalität zu steigern. Diese Übungen sind so konzipiert, dass sie leicht nachzumachen sind und keine spezielle Ausrüstung erfordern. Sie können bequem im Sitzen durchgeführt werden, was sie ideal für Senioren macht, die ihre körperliche Fitness verbessern möchten, ohne sich dabei übermäßig anzustrengen.

Beginnen wir mit der Kräftigung der Arm- und Schultermuskulatur. Eine einfache, aber effektive Übung ist das Armheben. Setzen Sie sich aufrecht auf einen Stuhl, die Füße fest auf dem Boden. Halten Sie in jeder Hand eine leichte Hantel oder eine Wasserflasche. Heben Sie die Arme seitlich bis auf Schulterhöhe an und senken Sie sie dann langsam wieder ab. Wiederholen Sie diese Bewegung zehnmal. Diese Übung stärkt die Schultern und die oberen Arme und verbessert die Beweglichkeit der Schultern.

Eine weitere Übung zur Kräftigung der Arme ist das Bizeps-Curl. Halten Sie in jeder Hand eine Hantel oder eine Wasserflasche und lassen Sie die Arme seitlich am Körper hängen. Beugen Sie die Ellbogen und heben Sie die Hanteln in Richtung Ihrer Schultern. Senken Sie die Hanteln langsam wieder ab und wiederholen Sie die Bewegung zehnmal. Diese Übung zielt auf die Bizepsmuskulatur ab und hilft, die Armkraft zu erhöhen.

Für die Schultermuskulatur eignet sich auch das Schulterdrücken. Halten Sie die Hanteln auf Schulterhöhe, die Handflächen zeigen nach vorne. Drücken Sie die Hanteln nach oben, bis die Arme vollständig gestreckt sind, und senken Sie sie dann langsam wieder ab. Wiederholen Sie diese Bewegung zehnmal. Diese Übung stärkt die Schultern und die oberen Arme und verbessert die Stabilität der Schultern.

Kommen wir nun zur Kräftigung der Bein- und Rumpfmuskulatur. Eine grundlegende Übung ist das Beinheben. Setzen Sie sich aufrecht auf einen Stuhl, die Füße fest auf dem Boden. Heben Sie ein Bein an, bis es parallel zum Boden ist, und senken Sie es dann langsam wieder ab. Wiederholen Sie die Bewegung zehnmal pro Bein. Diese Übung stärkt die Oberschenkelmuskulatur und verbessert die Beweglichkeit der Hüften.

Eine weitere effektive Übung für die Beine ist das Knieheben. Setzen Sie sich aufrecht auf einen Stuhl, die Füße fest auf dem Boden. Heben Sie ein Knie so hoch wie möglich an und senken Sie es dann langsam wieder ab. Wiederholen Sie die Bewegung zehnmal pro Bein. Diese Übung stärkt die Oberschenkel- und Hüftmuskulatur und verbessert die Beweglichkeit der Hüften.

Für die Rumpfmuskulatur eignet sich das Sitzen und Drehen. Setzen Sie sich aufrecht auf einen Stuhl, die Füße fest auf dem Boden. Drehen Sie den Oberkörper langsam nach rechts, halten Sie die Position für einige Sekunden und drehen Sie sich dann langsam zurück zur Mitte. Wiederholen Sie die Bewegung auf der linken Seite. Führen Sie diese Übung zehnmal pro Seite durch. Diese Übung stärkt die Rumpfmuskulatur und verbessert die Beweglichkeit der Wirbelsäule.

Eine weitere Übung für die Rumpfmuskulatur ist das Sitzen und Beugen. Setzen Sie sich aufrecht auf einen Stuhl, die Füße fest auf dem Boden. Beugen Sie den Oberkörper langsam nach vorne, als ob Sie etwas vom Boden aufheben möchten, und kehren Sie dann langsam in die aufrechte Position zurück. Wiederholen Sie die Bewegung zehnmal. Diese Übung stärkt die Bauch- und Rückenmuskulatur und verbessert die Beweglichkeit der Wirbelsäule.

Neben diesen spezifischen Kräftigungsübungen ist es wichtig, auch die allgemeine Beweglichkeit und Flexibilität zu fördern. Eine einfache Dehnübung ist das Armstrecken. Setzen Sie sich aufrecht auf einen Stuhl, die Füße fest auf dem Boden. Heben Sie einen Arm über den Kopf und beugen Sie ihn leicht zur Seite, um die seitlichen Muskeln zu dehnen. Halten Sie die Position für einige Sekunden und wiederholen Sie die Bewegung auf der anderen Seite. Diese Übung verbessert die Flexibilität der Schultern und des Rückens.

Eine weitere Dehnübung ist das Beinstrecken. Setzen Sie sich aufrecht auf einen Stuhl, die Füße fest auf dem Boden. Strecken Sie ein Bein gerade nach vorne und beugen Sie sich leicht nach vorne, um die hinteren Oberschenkelmuskeln zu dehnen. Halten Sie die Position für einige Sekunden und wiederholen Sie die Bewegung mit dem anderen Bein. Diese Übung verbessert die Flexibilität der Beine und der Hüften.

Es ist wichtig, diese Übungen regelmäßig durchzuführen, um die besten Ergebnisse zu erzielen. Beginnen Sie mit einer kleinen Anzahl von Wiederholungen und steigern Sie diese allmählich, wenn Sie stärker und beweglicher werden. Achten Sie darauf, die Übungen langsam und kontrolliert auszuführen, um Verletzungen zu vermeiden. Hören Sie auf Ihren Körper und machen Sie Pausen, wenn Sie sich müde oder überanstrengt fühlen.

Neben den körperlichen Vorteilen tragen diese Kräftigungsübungen auch zur Verbesserung der geistigen Gesundheit bei. Regelmäßige Bewegung kann helfen, Stress abzubauen, die Stimmung zu verbessern und das allgemeine Wohlbefinden zu steigern. Nehmen Sie sich jeden Tag ein paar Minuten Zeit, um diese Übungen durchzuführen, und spüren Sie die positiven Veränderungen in Ihrem Körper und Geist.

Zusammenfassend lässt sich sagen, dass Kräftigungsübungen ein wesentlicher Bestandteil eines gesunden und aktiven Lebensstils sind. Sie helfen, die Muskelkraft und Vitalität zu steigern, die Beweglichkeit und Flexibilität zu verbessern und das allgemeine Wohlbefinden zu fördern. Mit den in diesem Kapitel beschriebenen Übungen können Sie Ihre körperliche Fitness verbessern und ein aktives und unabhängiges Leben führen. Beginnen Sie noch heute und erleben Sie die positiven Veränderungen, die nur wenige Minuten täglicher Übungen bewirken können.

6.1 Kräftigung der Arm- und Schultermuskulatur

In diesem Abschnitt werden einfache, aber effektive Übungen vorgestellt, die darauf abzielen, die Muskulatur in Armen und Schultern zu stärken. Die Leser lernen, wie sie mit Hilfe eines Stuhls und leichter Gewichte ihre Kraft in diesen Bereichen verbessern können. Jede Übung wird detailliert beschrieben, um sicherzustellen, dass sie korrekt ausgeführt wird.

Beginnen wir mit der ersten Übung, die als "Schulterdrücken" bekannt ist. Setzen Sie sich aufrecht auf einen stabilen Stuhl, die Füße flach auf dem Boden und die Knie im 90-Grad-Winkel. Halten Sie in jeder Hand ein leichtes Gewicht, wie zum Beispiel eine Wasserflasche oder ein kleines Hantelgewicht. Heben Sie die Gewichte auf Schulterhöhe, die Handflächen nach vorne gerichtet. Atmen Sie tief ein und drücken Sie die Gewichte langsam nach oben, bis Ihre Arme vollständig gestreckt sind. Halten Sie die Position für einen Moment und senken Sie die Gewichte dann langsam wieder auf Schulterhöhe. Wiederholen Sie diese Bewegung 10 bis 15 Mal, um einen Satz zu vervollständigen. Machen Sie insgesamt drei Sätze, mit einer kurzen Pause dazwischen.

Die nächste Übung ist das "Bizeps-Curl". Setzen Sie sich wieder aufrecht auf den Stuhl, die Füße flach auf dem Boden. Halten Sie in jeder Hand ein leichtes Gewicht, die Arme hängen seitlich herab, die Handflächen nach vorne gerichtet. Atmen Sie ein und beugen Sie langsam die Ellbogen, um die Gewichte in Richtung Ihrer Schultern zu heben. Halten Sie die Oberarme dabei möglichst ruhig. Atmen Sie aus und senken Sie die Gewichte langsam wieder in die Ausgangsposition. Wiederholen Sie diese Bewegung 10 bis 15 Mal für einen Satz und machen Sie insgesamt drei Sätze.

Eine weitere effektive Übung ist das "Seitheben". Setzen Sie sich aufrecht auf den Stuhl, die Füße flach auf dem Boden. Halten Sie in jeder Hand ein leichtes Gewicht, die Arme hängen seitlich herab, die Handflächen nach innen gerichtet. Atmen Sie ein und heben Sie die Arme langsam seitlich an, bis sie auf Schulterhöhe sind. Halten Sie die Position für einen Moment und senken Sie die Arme dann langsam wieder ab. Wiederholen Sie diese Bewegung 10 bis 15 Mal für einen Satz und machen Sie insgesamt drei Sätze.

Für die hinteren Schultern und den oberen Rücken ist das "Rudern" eine ausgezeichnete Übung. Setzen Sie sich aufrecht auf den Stuhl, die Füße flach auf dem Boden. Halten Sie in jeder Hand ein leichtes Gewicht, die Arme hängen vor Ihnen herab, die Handflächen nach innen gerichtet. Beugen Sie sich leicht nach vorne, halten Sie den Rücken gerade. Atmen Sie ein und ziehen Sie die Gewichte langsam nach oben, indem Sie die Ellbogen nach hinten ziehen und die Schulterblätter zusammenpressen. Halten Sie die Position für einen Moment und senken Sie die Gewichte dann langsam wieder ab. Wiederholen Sie diese Bewegung 10 bis 15 Mal für einen Satz und machen Sie insgesamt drei Sätze.

Eine weitere Übung zur Stärkung der Schultern ist das "Frontheben". Setzen Sie sich aufrecht auf den Stuhl, die Füße flach auf dem Boden. Halten Sie in jeder Hand ein leichtes Gewicht, die Arme hängen vor Ihnen herab, die Handflächen nach innen gerichtet. Atmen Sie ein und heben Sie die Arme langsam nach vorne an, bis sie auf Schulterhöhe sind. Halten Sie die Position für einen Moment und senken Sie die Arme dann langsam wieder ab. Wiederholen Sie diese Bewegung 10 bis 15 Mal für einen Satz und machen Sie insgesamt drei Sätze.

Für die Trizeps, die oft vernachlässigt werden, ist das "Trizeps-Dips" eine hervorragende Übung. Setzen Sie sich auf die vordere Kante des Stuhls, die Hände neben den Hüften auf die Sitzfläche gelegt. Rutschen Sie langsam vom Stuhl, sodass Ihr Gewicht von den Armen getragen wird und die Beine vor Ihnen ausgestreckt sind. Beugen Sie die Ellbogen und senken Sie den Körper langsam ab, bis die Oberarme parallel zum Boden sind. Drücken Sie sich dann wieder nach oben in die Ausgangsposition. Wiederholen Sie diese Bewegung 10 bis 15 Mal für einen Satz und machen Sie insgesamt drei Sätze.

Eine weitere Übung für die Arme und Schultern ist das "Überkopfdrücken". Setzen Sie sich aufrecht auf den Stuhl, die Füße flach auf dem Boden. Halten Sie in jeder Hand ein leichtes Gewicht, die Arme sind gebeugt und die Gewichte befinden sich auf Schulterhöhe, die Handflächen nach vorne gerichtet. Atmen Sie ein und drücken Sie die Gewichte langsam nach oben, bis die Arme vollständig gestreckt sind. Halten Sie die Position für einen Moment und senken Sie die Gewichte dann langsam wieder auf Schulterhöhe. Wiederholen Sie diese Bewegung 10 bis 15 Mal für einen Satz und machen Sie insgesamt drei Sätze.

Für eine umfassende Kräftigung der Arme und Schultern ist es wichtig, die Übungen regelmäßig durchzuführen und die Gewichte allmählich zu erhöhen, wenn die Muskulatur stärker wird. Achten Sie darauf, jede Bewegung kontrolliert und langsam auszuführen, um Verletzungen zu vermeiden und die Muskulatur effektiv zu trainieren. Diese Übungen können leicht in den Alltag integriert werden und erfordern keine spezielle Ausrüstung, was sie ideal für Senioren macht, die ihre Kraft und Vitalität verbessern möchten.

Zusätzlich zu den beschriebenen Übungen ist es hilfreich, auf eine ausgewogene Ernährung und ausreichende Flüssigkeitszufuhr zu achten, um die Muskulatur optimal zu unterstützen. Eine proteinreiche Ernährung kann den Muskelaufbau fördern und die Regeneration nach dem Training beschleunigen. Trinken Sie ausreichend Wasser, um den Körper hydratisiert zu halten und die Leistungsfähigkeit zu steigern.

Es ist auch wichtig, auf die Signale des Körpers zu hören und bei Schmerzen oder Unwohlsein eine Pause einzulegen. Konsultieren Sie bei

Bedarf einen Arzt oder Physiotherapeuten, um sicherzustellen, dass die Übungen für Ihre individuellen Bedürfnisse und gesundheitlichen Bedingungen geeignet sind. Mit regelmäßiger Übung und einer positiven Einstellung können Sie Ihre Arm- und Schultermuskulatur stärken und so zu einem aktiveren und gesünderen Lebensstil beitragen.

6.2 Kräftigung der Bein- und Rumpfmuskulatur

Die Kräftigung der Bein- und Rumpfmuskulatur ist ein wesentlicher Bestandteil des Stuhl-Yoga-Programms, das darauf abzielt, die körperliche Fitness und das allgemeine Wohlbefinden von Senioren zu verbessern. In diesem Abschnitt konzentrieren wir uns auf Übungen, die speziell entwickelt wurden, um die Muskulatur in den Beinen und im Rumpf zu stärken. Diese Übungen sind so konzipiert, dass sie im Sitzen durchgeführt werden können, was sie besonders zugänglich und sicher für ältere Erwachsene macht, die möglicherweise mit Mobilitätseinschränkungen oder anderen gesundheitlichen Herausforderungen konfrontiert sind.

Beginnen wir mit der Wichtigkeit der Beinmuskulatur. Starke Beine sind entscheidend für die Aufrechterhaltung der Mobilität und Unabhängigkeit im Alter. Sie unterstützen nicht nur das Gehen und Stehen, sondern helfen auch, das Gleichgewicht zu halten und Stürze zu vermeiden. Eine gut entwickelte Beinmuskulatur kann auch dazu beitragen, Gelenkschmerzen zu lindern und die allgemeine Stabilität zu verbessern. Eine der grundlegenden Übungen zur Kräftigung der Beinmuskulatur ist das Beinheben. Setzen Sie sich aufrecht auf einen Stuhl, die Füße flach auf dem Boden. Heben Sie langsam ein Bein an, bis es parallel zum Boden ist, und halten Sie diese Position für einige Sekunden, bevor Sie das Bein wieder absenken. Wiederholen Sie diese Übung mehrmals und wechseln Sie dann das Bein. Diese einfache Bewegung stärkt die Oberschenkelmuskulatur und verbessert die Beweglichkeit der Hüftgelenke.

Eine weitere effektive Übung ist das Knieheben. Setzen Sie sich aufrecht auf den Stuhl und heben Sie abwechselnd jedes Knie so hoch wie möglich, als ob Sie marschieren würden. Diese Übung stärkt nicht nur die

Oberschenkelmuskulatur, sondern auch die Bauchmuskeln, die für die Stabilität des Rumpfes wichtig sind. Um die Intensität zu erhöhen, können Sie kleine Gewichte an den Knöcheln tragen oder die Knie länger in der gehobenen Position halten.

Kommen wir nun zur Kräftigung der Rumpfmuskulatur. Ein starker Rumpf ist unerlässlich für eine gute Körperhaltung und die Unterstützung der Wirbelsäule. Er hilft auch, Rückenschmerzen vorzubeugen und die allgemeine Beweglichkeit zu verbessern. Eine der besten Übungen zur Stärkung der Rumpfmuskulatur ist das Sitzen und Drehen. Setzen Sie sich aufrecht auf den Stuhl, die Füße flach auf dem Boden. Legen Sie die Hände auf die Oberschenkel und drehen Sie den Oberkörper langsam nach rechts, soweit es bequem möglich ist. Halten Sie diese Position für einige Sekunden und kehren Sie dann zur Ausgangsposition zurück. Wiederholen Sie die Übung auf der linken Seite. Diese Bewegung stärkt die seitlichen Bauchmuskeln und verbessert die Flexibilität der Wirbelsäule.

Eine weitere wertvolle Übung ist das Vorbeugen im Sitzen. Setzen Sie sich aufrecht auf den Stuhl und beugen Sie sich langsam nach vorne, als ob Sie versuchen würden, Ihre Zehen zu berühren. Halten Sie diese Position für einige Sekunden und kehren Sie dann langsam in die aufrechte Position zurück. Diese Übung dehnt und stärkt die Rückenmuskulatur und verbessert die Flexibilität der Wirbelsäule. Um die Intensität zu erhöhen, können Sie die Hände hinter dem Kopf verschränken oder kleine Gewichte in den Händen halten.

Die Kombination von Bein- und Rumpfkräftigungsübungen kann zu erheblichen Verbesserungen der körperlichen Fitness und des allgemeinen Wohlbefindens führen. Studien haben gezeigt, dass regelmäßige Kräftigungsübungen im Sitzen die Muskelkraft und -ausdauer bei älteren Erwachsenen signifikant verbessern können. Eine Studie, die im "Journal of Aging and Physical Activity" veröffentlicht wurde, fand heraus, dass Senioren, die regelmäßig an einem Stuhl-Yoga-Programm teilnahmen, eine verbesserte Muskelkraft und Beweglichkeit sowie eine reduzierte Sturzgefahr aufwiesen.

Ein weiterer wichtiger Aspekt der Kräftigungsübungen ist ihre positive Wirkung auf die geistige Gesundheit. Regelmäßige körperliche Aktivität kann dazu beitragen, Stress abzubauen, die Stimmung zu verbessern und das allgemeine Wohlbefinden zu steigern. Dies ist besonders wichtig für ältere Erwachsene, die möglicherweise mit Einsamkeit oder Depressionen zu kämpfen haben. Die Teilnahme an einem Stuhl-Yoga-Programm kann auch eine soziale Komponente haben, da es die Möglichkeit bietet, sich mit anderen zu vernetzen und gemeinsame Aktivitäten zu genießen.

Zusammenfassend lässt sich sagen, dass die Kräftigung der Bein- und Rumpfmuskulatur durch gezielte Übungen im Sitzen eine effektive und zugängliche Methode ist, um die körperliche Fitness und das allgemeine Wohlbefinden von Senioren zu verbessern. Diese Übungen sind einfach durchzuführen, erfordern keine spezielle Ausrüstung und können leicht in den Alltag integriert werden. Durch regelmäßige Praxis können Senioren ihre Muskelkraft und -ausdauer verbessern, ihre Beweglichkeit erhöhen und ihr allgemeines Wohlbefinden steigern. Darüber hinaus können diese Übungen dazu beitragen, das Risiko von Stürzen zu reduzieren und die Unabhängigkeit im Alter zu erhalten. Nutzen Sie die transformative Kraft des Stuhl-Yoga und erleben Sie die positiven Veränderungen, die nur 10 Minuten täglicher Übungen bewirken können.

7. Stress abbauen: Entspannungs- und Atemtechniken

Stress ist ein allgegenwärtiger Bestandteil des modernen Lebens, und besonders für Senioren kann er erhebliche Auswirkungen auf die Gesundheit und das Wohlbefinden haben. In diesem Kapitel werden wir verschiedene Entspannungs- und Atemtechniken vorstellen, die speziell darauf abzielen, Stress abzubauen und ein Gefühl der Ruhe und Gelassenheit zu fördern. Diese Techniken sind einfach zu erlernen und können jederzeit und überall angewendet werden, um den Geist zu beruhigen und den Körper zu entspannen.

Beginnen wir mit der tiefen Bauchatmung, einer grundlegenden Atemtechnik, die oft als der Schlüssel zur Entspannung bezeichnet wird. Die tiefe Bauchatmung, auch als Zwerchfellatmung bekannt, hilft dabei, die Atmung zu verlangsamen und zu vertiefen, was wiederum das parasympathische Nervensystem aktiviert und eine beruhigende Wirkung auf den Körper hat. Setzen Sie sich bequem auf Ihren Stuhl und legen Sie eine Hand auf Ihren Bauch und die andere auf Ihre Brust. Atmen Sie langsam und tief durch die Nase ein, sodass sich Ihr Bauch hebt, während Ihre Brust relativ ruhig bleibt. Halten Sie den Atem für einen Moment an und atmen Sie dann langsam durch den Mund aus, wobei Sie spüren, wie sich Ihr Bauch wieder senkt. Wiederholen Sie diese Übung für einige Minuten und konzentrieren Sie sich darauf, die Atmung gleichmäßig und ruhig zu halten. Diese einfache Technik kann helfen, den Blutdruck zu senken, die Herzfrequenz zu verlangsamen und ein Gefühl der Ruhe zu fördern.

Eine weitere wirkungsvolle Technik zur Stressreduktion ist die progressive Muskelentspannung. Diese Methode wurde in den 1920er

Jahren von Edmund Jacobson entwickelt und basiert auf der Idee, dass körperliche Entspannung zu geistiger Entspannung führt. Bei der progressiven Muskelentspannung spannen Sie nacheinander verschiedene Muskelgruppen an und entspannen sie wieder, um ein tiefes Gefühl der Entspannung im ganzen Körper zu erreichen. Setzen Sie sich bequem auf Ihren Stuhl und schließen Sie die Augen. Beginnen Sie mit den Füßen und spannen Sie die Muskeln in Ihren Füßen so fest wie möglich an. Halten Sie die Spannung für etwa fünf Sekunden und lassen Sie dann los, wobei Sie die Entspannung bewusst wahrnehmen. Arbeiten Sie sich langsam durch den Körper nach oben, indem Sie die Waden, Oberschenkel, Gesäßmuskeln, Bauch, Brust, Arme, Hände, Schultern, Nacken und schließlich das Gesicht anspannen und entspannen. Diese Übung kann helfen, Muskelverspannungen zu lösen, die oft durch Stress verursacht werden, und ein tiefes Gefühl der Ruhe und Entspannung zu fördern.

Neben diesen Techniken gibt es auch spezifische Atemübungen, die darauf abzielen, das Herz-Kreislauf-System zu unterstützen und die Herzgesundheit zu fördern. Eine solche Übung ist die Wechselatmung, auch bekannt als Nadi Shodhana. Diese Technik stammt aus der Yoga-Tradition und hilft, das Nervensystem zu beruhigen und die Atmung zu harmonisieren. Setzen Sie sich bequem auf Ihren Stuhl und halten Sie die rechte Hand vor Ihr Gesicht. Schließen Sie das rechte Nasenloch mit dem Daumen und atmen Sie langsam und tief durch das linke Nasenloch ein. Schließen Sie dann das linke Nasenloch mit dem Ringfinger und öffnen Sie das rechte Nasenloch, um langsam auszuatmen. Atmen Sie dann durch das rechte Nasenloch ein, schließen Sie es mit dem Daumen und atmen Sie durch das linke Nasenloch aus. Wiederholen Sie diesen Zyklus für einige Minuten und konzentrieren Sie sich darauf, die Atmung gleichmäßig und ruhig zu halten. Diese Übung kann helfen, den Geist zu beruhigen, die Konzentration zu verbessern und ein Gefühl des inneren Gleichgewichts zu fördern.

Eine weitere wertvolle Technik zur Stressreduktion ist die Visualisierung oder geführte Imagination. Diese Methode nutzt die Kraft der Vorstellung, um ein Gefühl der Ruhe und Entspannung zu erzeugen. Setzen Sie sich bequem auf Ihren Stuhl und schließen Sie die Augen. Stellen Sie sich einen Ort vor, an dem Sie sich besonders wohl und entspannt fühlen, wie einen Strand, einen Wald oder einen Garten. Versuchen Sie, sich diesen Ort so lebendig wie möglich vorzustellen, indem Sie alle Sinne einbeziehen – sehen Sie die Farben, hören Sie die Geräusche, riechen Sie die Düfte und spüren Sie die Texturen. Verweilen Sie für einige Minuten in dieser Vorstellung und lassen Sie alle Anspannung und Sorgen los. Diese Übung kann helfen, den Geist zu beruhigen, Stress abzubauen und ein Gefühl des Wohlbefindens zu fördern.

Neben diesen spezifischen Techniken ist es auch wichtig, eine regelmäßige Praxis der Achtsamkeit in den Alltag zu integrieren. Achtsamkeit bedeutet, im gegenwärtigen Moment präsent zu sein und die eigenen Gedanken, Gefühle und Körperempfindungen ohne Urteil zu beobachten. Eine einfache Möglichkeit, Achtsamkeit zu üben, ist die Achtsamkeitsmeditation. Setzen Sie sich bequem auf Ihren Stuhl und schließen Sie die Augen. Konzentrieren Sie sich auf Ihren Atem und beobachten Sie, wie er ein- und ausströmt. Wenn Ihre Gedanken abschweifen, bringen Sie Ihre Aufmerksamkeit sanft zurück zum Atem. Üben Sie diese Meditation für einige Minuten täglich, um ein Gefühl der Ruhe und Klarheit zu fördern. Achtsamkeit kann helfen, Stress abzubauen, die emotionale Resilienz zu stärken und das allgemeine Wohlbefinden zu verbessern.

Zusammenfassend lässt sich sagen, dass Entspannungs- und Atemtechniken wertvolle Werkzeuge sind, um Stress abzubauen und ein Gefühl der Ruhe und Gelassenheit zu fördern. Die tiefe Bauchatmung, progressive Muskelentspannung, Wechselatmung, Visualisierung und Achtsamkeitsmeditation sind einfache, aber wirkungsvolle Methoden, die jederzeit und überall angewendet werden können. Indem Sie diese Techniken regelmäßig in Ihren Alltag integrieren, können Sie nicht nur Ihren Stresspegel senken, sondern auch Ihre allgemeine Gesundheit und Lebensqualität verbessern. Beginnen Sie noch heute mit der Praxis dieser Techniken und erleben Sie die positiven Veränderungen, die sie in Ihr Leben bringen können.

7.1 Tiefe Bauchatmung

Die tiefe Bauchatmung, auch als Zwerchfellatmung bekannt, ist eine grundlegende Technik, die eine tiefe Entspannung und Stressreduktion ermöglicht. Diese Atemtechnik ist besonders nützlich für Senioren, da sie einfach zu erlernen und durchzuführen ist und gleichzeitig eine Vielzahl von gesundheitlichen Vorteilen bietet. In diesem Unterkapitel werden wir die Technik der tiefen Bauchatmung detailliert erl

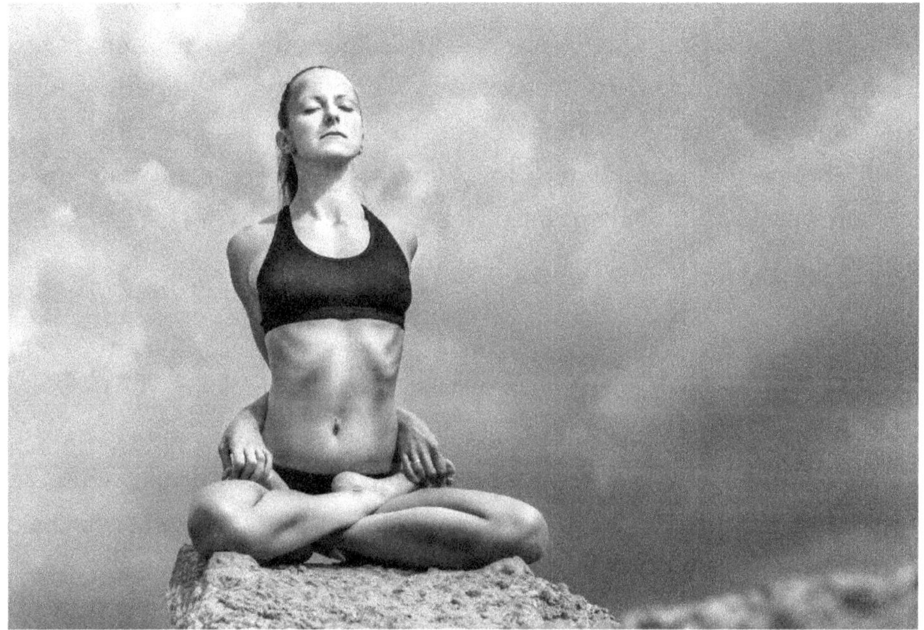

äutern, ihre Vorteile aufzeigen und praktische Anleitungen geben, wie sie korrekt ausgeführt und in den Alltag integriert werden kann.

Die tiefe Bauchatmung unterscheidet sich von der flachen Brustatmung, die viele Menschen unbewusst praktizieren, insbesondere in stressigen Situationen. Bei der flachen Atmung wird nur der obere Teil der Lunge genutzt, was oft zu einer unzureichenden Sauerstoffversorgung und einer erhöhten Anspannung führt. Im Gegensatz dazu ermöglicht die tiefe Bauchatmung eine vollständige Nutzung der Lungenkapazität, indem das Zwerchfell – ein großer Muskel unterhalb der Lunge – aktiviert wird. Dies führt zu einer effizienteren Sauerstoffaufnahme und einer tiefen Entspannung des Körpers.

Um die tiefe Bauchatmung zu erlernen, setzen Sie sich bequem auf einen Stuhl, die Füße flach auf den Boden gestellt und die Hände entspannt auf den Oberschenkeln. Schließen Sie die Augen, um sich besser auf Ihren Atem konzentrieren zu können. Beginnen Sie damit, langsam und tief durch die Nase einzuatmen. Stellen Sie sich vor, wie sich Ihre Lungen mit Luft füllen und Ihr Bauch sich nach außen wölbt, während das Zwerchfell nach unten gedrückt wird. Halten Sie den Atem für einen Moment an, bevor Sie langsam und kontrolliert durch den Mund ausatmen. Spüren Sie, wie sich Ihr Bauch wieder nach innen zieht und das Zwerchfell nach oben steigt. Wiederholen Sie diesen Vorgang mehrmals und konzentrieren Sie sich darauf, jeden Atemzug bewusst und tief auszuführen.

Ein wichtiger Aspekt der tiefen Bauchatmung ist die Achtsamkeit. Indem Sie sich auf Ihren Atem konzentrieren und jeden Atemzug bewusst wahrnehmen, können Sie Ihre Gedanken beruhigen und Stress abbauen. Diese Technik kann jederzeit und überall angewendet werden, sei es zu Hause, im Büro oder sogar unterwegs. Sie benötigen keine spezielle Ausrüstung oder Vorbereitung, was sie zu einer äußerst zugänglichen Methode zur Stressbewältigung macht.

Die Vorteile der tiefen Bauchatmung sind vielfältig und wissenschaftlich gut dokumentiert. Studien haben gezeigt, dass diese Atemtechnik den Blutdruck senken, die Herzfrequenz reduzieren und die allgemeine Herzgesundheit verbessern kann. Darüber hinaus fördert sie die Durchblutung und unterstützt die Entgiftung des Körpers, indem sie den Abtransport von Kohlendioxid und anderen Abfallstoffen erleichtert. Für Senioren, die möglicherweise mit chronischen Gesundheitsproblemen wie Bluthochdruck oder Herz-Kreislauf-Erkrankungen zu kämpfen haben, kann die tiefe Bauchatmung eine wertvolle Ergänzung zu ihrem sein.

Ein weiterer wichtiger Vorteil der tiefen Bauchatmung ist ihre Fähigkeit, das Nervensystem zu beruhigen. Durch die Aktivierung des parasympathischen Nervensystems – auch als "Ruhe- und Verdauungssystem" bekannt – kann diese Atemtechnik helfen, die Stressreaktion des Körpers zu dämpfen und ein Gefühl der Ruhe und Entspannung zu fördern. Dies ist besonders wichtig für Senioren, die häufig unter Stress und Angstzuständen leiden, sei es aufgrund gesundheitlicher Probleme, sozialer Isolation oder anderer Herausforderungen des Alterns.

Um die tiefe Bauchatmung in Ihren Alltag zu integrieren, können Sie sich feste Zeiten für Ihre Atemübungen setzen, beispielsweise morgens nach dem Aufwachen, vor dem Schlafengehen oder während einer kurzen Pause am Nachmittag. Beginnen Sie mit kurzen Sitzungen von fünf bis zehn Minuten und steigern Sie die Dauer allmählich, wenn Sie sich wohler fühlen. Sie können die tiefe Bauchatmung auch in andere Entspannungstechniken integrieren, wie z.B. Meditation oder progressive Muskelentspannung, um deren Wirkung zu verstärken.

Ein praktisches Beispiel für die Anwendung der tiefen Bauchatmung im Alltag ist die Bewältigung von stressigen Situationen. Stellen Sie sich vor, Sie stehen vor einer herausfordernden Aufgabe oder einem unangenehmen Gespräch. Anstatt sich von der Anspannung überwältigen zu lassen, nehmen Sie sich einen Moment Zeit, um tief durchzuatmen. Setzen Sie sich bequem hin, schließen Sie die Augen und konzentrieren Sie sich auf Ihren Atem. Atmen Sie langsam und tief durch die Nase ein, lassen Sie Ihren Bauch sich wölben, und atmen Sie dann langsam und kontrolliert durch den Mund aus. Wiederholen Sie diesen Vorgang mehrere Male, bis Sie spüren, wie sich Ihre Anspannung löst und Sie sich ruhiger und zentrierter fühlen.

Ein weiteres Beispiel ist die Nutzung der tiefen Bauchatmung zur Verbesserung der Schlafqualität. Viele Senioren haben Schwierigkeiten, einzuschlafen oder durchzuschlafen, was oft auf Stress und innere Unruhe zurückzuführen ist. Indem Sie die tiefe Bauchatmung vor dem Schlafengehen praktizieren, können Sie Ihren Geist beruhigen und Ihren Körper auf eine erholsame Nachtruhe vorbereiten. Legen Sie sich bequem ins Bett, schließen Sie die Augen und konzentrieren Sie sich auf Ihren Atem. Atmen Sie langsam und tief durch die Nase ein, lassen Sie Ihren Bauch sich wölben, und atmen Sie dann langsam und kontrolliert durch den Mund aus. Wiederholen Sie diesen Vorgang, bis Sie spüren, wie sich Ihr Körper entspannt und Sie allmählich in den Schlaf gleiten.

Die tiefe Bauchatmung kann auch in Kombination mit anderen gesundheitsfördernden Aktivitäten genutzt werden, wie z.B. Stuhl-Yoga oder sanfte Dehnübungen. Während Sie Ihre Yoga-Posen oder Dehnübungen durchführen, konzentrieren Sie sich auf Ihren Atem und nutzen Sie die tiefe Bauchatmung, um Ihre Bewegungen zu unterstützen und Ihre Muskeln zu entspannen. Dies kann dazu beitragen, die Effektivität Ihrer Übungen zu erhöhen und gleichzeitig Stress abzubauen.

Zusammenfassend lässt sich sagen, dass die tiefe Bauchatmung eine einfache, aber äußerst wirkungsvolle Technik zur Stressbewältigung und Gesundheitsförderung ist. Sie bietet eine Vielzahl von Vorteilen, von der Verbesserung der Herzgesundheit und Durchblutung bis hin zur Beruhigung des Nervensystems und Förderung der Entspannung. Indem Sie diese Technik regelmäßig praktizieren und in Ihren Alltag integrieren, können Sie Ihre körperliche und geistige Gesundheit nachhaltig verbessern und ein Gefühl der Ruhe und Ausgeglichenheit erreichen. Nutzen Sie die tiefe Bauchatmung als wertvolles Werkzeug auf Ihrem Weg zu einem gesünderen, glücklicheren und stressfreieren Leben.

7.2 Progressive Muskelentspannung

Die progressive Muskelentspannung, auch bekannt als PMR (Progressive Muskelrelaxation), ist eine bewährte Methode zur Stressreduktion und Entspannung, die von dem amerikanischen Arzt Edmund Jacobson in den 1920er Jahren entwickelt wurde. Diese Technik basiert auf der systematischen Anspannung und anschließenden Entspannung verschiedener Muskelgruppen im Körper. Das Ziel ist es, ein tieferes Bewusstsein für den Unterschied zwischen Muskelspannung und -entspannung zu entwickeln, um so körperliche und geistige Spannungen abzubauen. Die Methode ist besonders effektiv für Senioren, da sie einfach zu erlernen und durchzuführen ist und keine speziellen Vorkenntnisse oder Ausrüstungen erfordert.

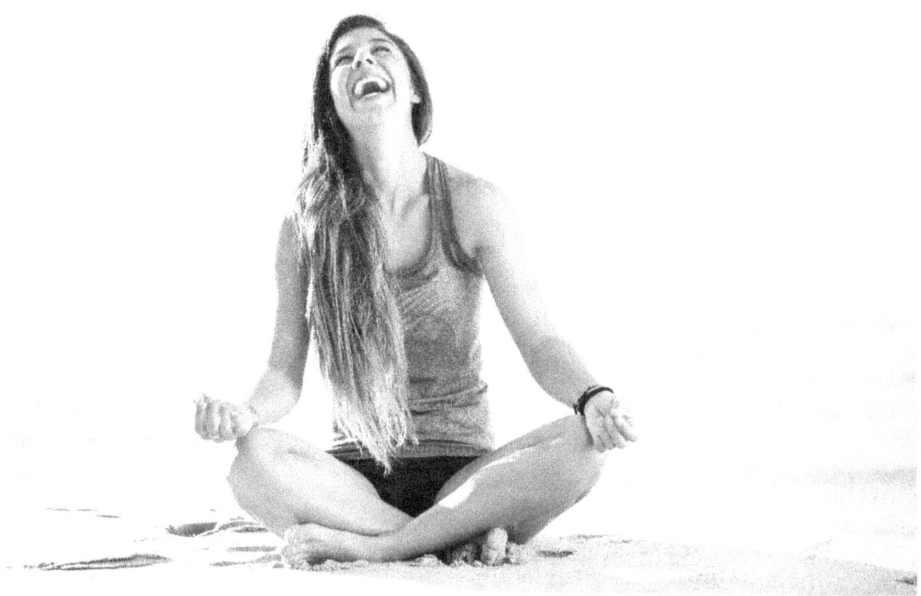

Um mit der progressiven Muskelentspannung zu beginnen, sollten Sie sich einen ruhigen und bequemen Ort suchen, an dem Sie ungestört sind. Setzen Sie sich aufrecht auf einen Stuhl, die Füße flach auf dem Boden, die Hände entspannt auf den Oberschenkeln. Schließen Sie die Augen und atmen Sie tief und gleichmäßig ein und aus. Beginnen Sie mit der

Anspannung der Muskeln in den Füßen. Ziehen Sie die Zehen nach oben und halten Sie die Spannung für etwa fünf bis zehn Sekunden. Lassen Sie dann die Spannung los und spüren Sie, wie sich die Muskeln entspannen. Wiederholen Sie diesen Vorgang für jede Muskelgruppe im Körper, beginnend bei den Füßen und aufsteigend bis zum Kopf.

Ein Beispiel für die Anwendung der progressiven Muskelentspannung könnte wie folgt aussehen: Nach den Füßen spannen Sie die Wadenmuskeln an, indem Sie die Zehen nach unten drücken. Halten Sie die Spannung und lassen Sie sie dann los. Als nächstes kommen die Oberschenkel. Drücken Sie die Knie zusammen und halten Sie die Spannung, bevor Sie sie wieder loslassen. Arbeiten Sie sich weiter nach oben, indem Sie die Gesäßmuskeln anspannen, gefolgt von den Bauchmuskeln, den Brustmuskeln, den Schultern, den Armen und schließlich den Gesichtsmuskeln. Bei jeder Muskelgruppe sollten Sie die Spannung bewusst wahrnehmen und dann die Entspannung spüren.

Die regelmäßige Praxis der progressiven Muskelentspannung kann zahlreiche Vorteile für die Gesundheit und das Wohlbefinden bieten. Studien haben gezeigt, dass diese Technik effektiv zur Reduktion von Stress und Angstzuständen beiträgt. Sie kann auch helfen, Schlafstörungen zu lindern und die Schlafqualität zu verbessern. Darüber hinaus kann die progressive Muskelentspannung bei der Linderung von chronischen Schmerzen, wie z.B. Rückenschmerzen oder Arthritis, hilfreich sein, indem sie die Muskelspannung reduziert und die Durchblutung   verbessert.

Ein Fallbeispiel aus der Praxis zeigt die Wirksamkeit der progressiven Muskelentspannung bei Senioren: Frau Müller, 68 Jahre alt, litt seit Jahren unter chronischen Rückenschmerzen und Schlafstörungen. Nach der Einführung in die progressive Muskelentspannung durch ihren Physiotherapeuten begann sie, die Übungen täglich durchzuführen. Bereits nach wenigen Wochen berichtete sie von einer deutlichen

Reduktion ihrer Rückenschmerzen und einer Verbesserung ihrer Schlafqualität. Sie fühlte sich insgesamt entspannter und ausgeglichener.

Ein weiterer Vorteil der progressiven Muskelentspannung ist ihre Flexibilität. Sie kann jederzeit und überall durchgeführt werden, sei es zu Hause, im Büro oder sogar unterwegs. Es ist auch möglich, die Übungen an die individuellen Bedürfnisse und Fähigkeiten anzupassen. Für Senioren mit eingeschränkter Mobilität können die Übungen im Sitzen oder Liegen durchgeführt werden, ohne dass die Effektivität beeinträchtigt wird.

Die progressive Muskelentspannung kann auch in Kombination mit anderen Entspannungstechniken, wie z.B. tiefer Bauchatmung oder Meditation, angewendet werden, um die entspannende Wirkung zu verstärken. Durch die Integration dieser Techniken in den Alltag können Senioren ein ganzheitliches Entspannungsprogramm entwickeln, das sowohl körperliche als auch geistige Spannungen abbaut und das allgemeine Wohlbefinden fördert.

Zusammenfassend lässt sich sagen, dass die progressive Muskelentspannung eine einfache, aber äußerst effektive Methode zur Stressreduktion und Entspannung ist. Sie bietet eine Vielzahl von gesundheitlichen Vorteilen und kann leicht in den Alltag integriert werden. Für Senioren, die ihre körperliche und geistige Gesundheit verbessern möchten, ist die progressive Muskelentspannung eine wertvolle Ergänzung zu ihrem täglichen Gesundheits- und Wellnessprogramm. Durch regelmäßige Praxis können sie ein tieferes Bewusstsein für ihren Körper entwickeln, Spannungen abbauen und ein insgesamt entspannteres und ausgeglicheneres Leben führen.

8. Herzgesundheit fördern: kardiovaskuläre Übungen

Das Herz ist das Zentrum unseres Kreislaufsystems und spielt eine entscheidende Rolle für unsere allgemeine Gesundheit und unser Wohlbefinden. Besonders im Alter ist es wichtig, das Herz gesund und stark zu halten, um ein aktives und unabhängiges Leben führen zu können. In diesem Kapitel werden wir uns auf kardiovaskuläre Übungen konzentrieren, die speziell darauf ausgelegt sind, die Herzgesundheit zu fördern. Diese Übungen sind einfach und können bequem im Sitzen durchgeführt werden, was sie ideal für Senioren macht, die möglicherweise mit Mobilitätseinschränkungen oder anderen gesundheitlichen Herausforderungen konfrontiert sind.

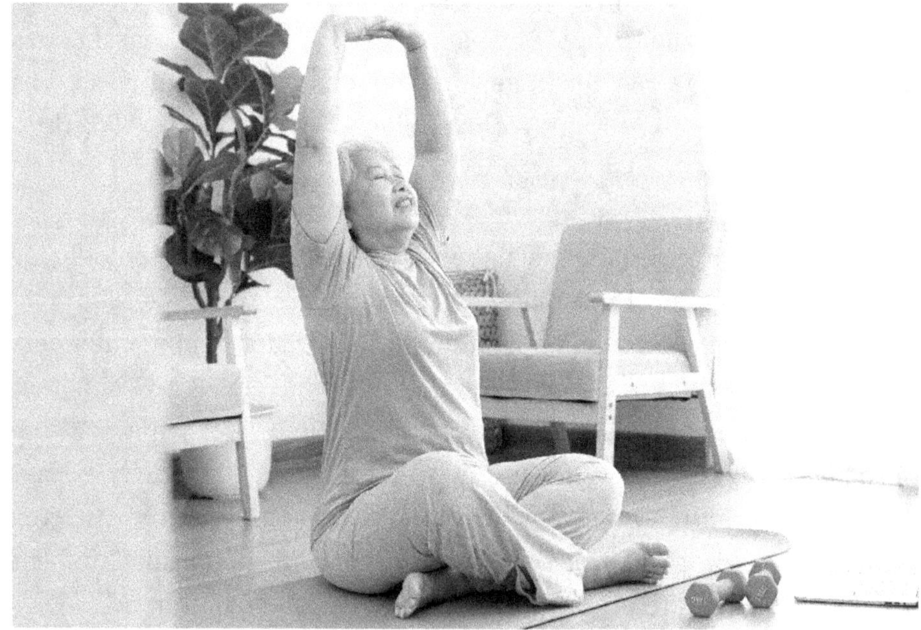

Beginnen wir mit einer grundlegenden Übung, die als "Sitzende Herz-Kreislauf-Pumpe" bekannt ist. Setzen Sie sich aufrecht auf einen stabilen Stuhl, die Füße flach auf dem Boden und die Hände auf den Oberschenkeln. Atmen Sie tief ein und heben Sie gleichzeitig die Arme über den Kopf. Beim Ausatmen senken Sie die Arme langsam wieder ab. Wiederholen Sie diese Bewegung für etwa zwei Minuten. Diese einfache Übung hilft, die Durchblutung zu verbessern und das Herz sanft zu stimulieren.

Eine weitere effektive Übung ist das "Sitzende Knieheben". Setzen Sie sich aufrecht hin und halten Sie sich an den Seiten des Stuhls fest. Heben Sie abwechselnd jedes Knie so hoch wie möglich, ohne die Balance zu verlieren. Diese Bewegung stärkt nicht nur die Beinmuskulatur, sondern fördert auch die Durchblutung und unterstützt die Herzgesundheit. Führen Sie diese Übung für etwa fünf Minuten durch, wobei Sie darauf achten, gleichmäßig zu atmen.

Für eine intensivere kardiovaskuläre Übung können Sie das "Sitzende Marschieren" ausprobieren. Setzen Sie sich aufrecht hin und beginnen Sie, abwechselnd die Knie zu heben, als ob Sie auf der Stelle marschieren würden. Um die Intensität zu erhöhen, können Sie die Arme im Rhythmus der Beine mitbewegen. Diese Übung kann für fünf bis zehn Minuten durchgeführt werden und ist besonders effektiv, um die Herzfrequenz zu erhöhen und die Ausdauer zu verbessern.

Eine weitere wertvolle Übung ist das "Sitzende Armkreisen". Setzen Sie sich aufrecht hin und strecken Sie die Arme seitlich aus, sodass sie parallel zum Boden sind. Beginnen Sie, kleine Kreise mit den Armen zu machen, und erhöhen Sie allmählich die Größe der Kreise. Nach etwa einer Minute ändern Sie die Richtung der Kreise. Diese Übung stärkt die Schultermuskulatur und fördert die Durchblutung, was wiederum das Herz unterstützt.

Neben diesen Übungen ist es auch wichtig, Atemtechniken zu integrieren, die die Herzgesundheit fördern. Eine solche Technik ist die "Tiefe Bauchatmung". Setzen Sie sich bequem hin und legen Sie eine Hand auf den Bauch. Atmen Sie tief durch die Nase ein, sodass sich der Bauch hebt, und atmen Sie langsam durch den Mund aus. Diese Atemtechnik hilft, den Blutdruck zu senken und den Herzschlag zu beruhigen, was besonders bei Stress hilfreich sein kann.

Ein weiterer wichtiger Aspekt der Herzgesundheit ist die Entspannung. Progressive Muskelentspannung ist eine Technik, die dabei helfen kann. Setzen Sie sich bequem hin und schließen Sie die Augen. Spannen Sie nacheinander verschiedene Muskelgruppen an und entspannen Sie sie wieder. Beginnen Sie mit den Füßen und arbeiten Sie sich langsam nach oben bis zum Kopf. Diese Technik hilft, Spannungen abzubauen und das Herz zu entlasten.

Es ist auch wichtig, regelmäßig Pausen einzulegen und sich zu dehnen, um die Durchblutung zu fördern. Eine einfache Dehnübung ist das "Sitzende Vorbeugen". Setzen Sie sich aufrecht hin und beugen Sie sich langsam nach vorne, wobei Sie die Hände in Richtung der Füße strecken. Halten Sie diese Position für einige Sekunden und kehren Sie dann langsam in die Ausgangsposition zurück. Diese Übung hilft, die Flexibilität zu verbessern und die Durchblutung zu fördern.

Neben den körperlichen Übungen spielt auch die Ernährung eine wichtige Rolle für die Herzgesundheit. Eine ausgewogene Ernährung, die reich an Obst, Gemüse, Vollkornprodukten und magerem Protein ist, kann dazu beitragen, das Herz gesund zu halten. Vermeiden Sie gesättigte Fette, Transfette und zu viel Salz, da diese das Risiko von Herzkrankheiten erhöhen können.

Abschließend ist es wichtig, regelmäßig kardiovaskuläre Übungen in Ihren Alltag zu integrieren. Schon 10 Minuten pro Tag können einen großen Unterschied machen und dazu beitragen, die Herzgesundheit zu verbessern. Hören Sie immer auf Ihren Körper und passen Sie die Übungen an Ihre individuellen Bedürfnisse und Fähigkeiten an. Konsultieren Sie bei gesundheitlichen Bedenken immer einen Arzt, bevor

Sie mit einem neuen Übungsprogramm beginnen.

Durch die Kombination von kardiovaskulären Übungen, Atemtechniken, Entspannung und einer gesunden Ernährung können Sie Ihr Herz stärken und Ihre allgemeine Gesundheit und Lebensqualität verbessern. Beginnen Sie noch heute mit diesen einfachen Übungen und spüren Sie die positiven Veränderungen, die sie in Ihrem Leben bewirken können. Ihr Herz wird es Ihnen danken!

8.1 Sanfte Herz-Kreislauf-Übungen im Sitzen

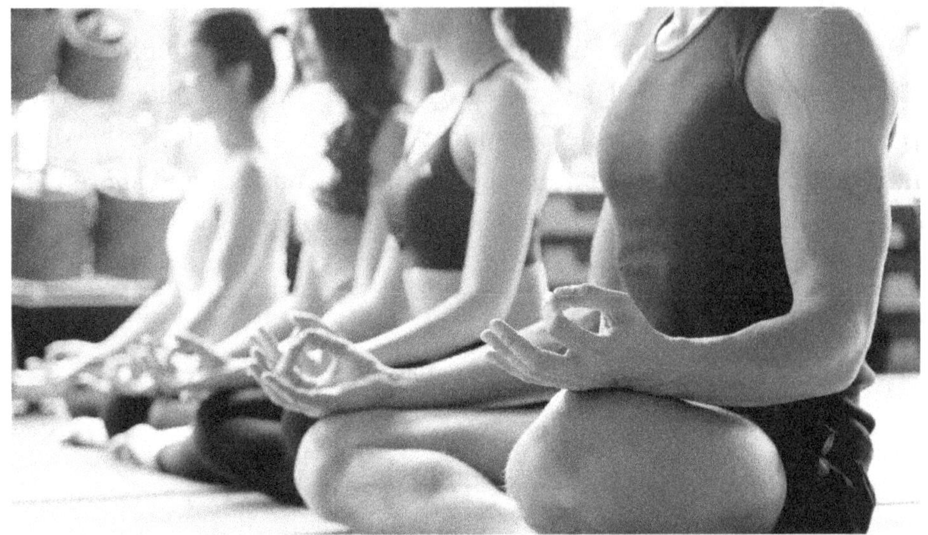

In diesem Unterkapitel werden wir uns eingehend mit sanften Herz-Kreislauf-Übungen im Sitzen beschäftigen, die speziell für Senioren entwickelt wurden.

Diese Übungen sind darauf ausgelegt, die Durchblutung zu verbessern und das Herz zu stärken, ohne den Körper zu sehr zu belasten. Sie sind ideal für diejenigen, die ihre Herzgesundheit fördern möchten, aber möglicherweise körperliche Einschränkungen haben. Beginnen wir mit der Bedeutung von Herz-Kreislauf-Übungen für die allgemeine Gesundheit. Das Herz ist ein Muskel, der durch regelmäßige Bewegung gestärkt werden kann. Ein starkes Herz pumpt effizienter Blut durch den Körper, was die Sauerstoffversorgung der Organe und Gewebe verbessert. Dies führt zu einer besseren allgemeinen Gesundheit und kann das Risiko von Herzkrankheiten, Schlaganfällen und anderen kardiovaskulären Problemen verringern.

Regelmäßige Bewegung kann auch den Blutdruck senken, den Cholesterinspiegel verbessern und das Gewicht kontrollieren, was alles wichtige Faktoren für die Herzgesundheit sind. Sanfte Herz-Kreislauf-

Übungen im Sitzen sind besonders vorteilhaft für Senioren, da sie die Gelenke schonen und das Verletzungsrisiko minimieren.

Diese Übungen können leicht in den Alltag integriert werden und erfordern keine spezielle Ausrüstung. Einfache Bewegungen wie das Heben und Senken der Beine, das Kreisen der Arme oder das Treten auf der Stelle können bereits einen positiven Effekt auf die Herzgesundheit haben. Lassen Sie uns nun einige spezifische Übungen betrachten, die Sie ausprobieren können.

Eine einfache Übung ist das "Sitzende Marschieren". Setzen Sie sich aufrecht auf einen Stuhl, die Füße flach auf dem Boden. Heben Sie abwechselnd die Knie, als ob Sie auf der Stelle marschieren würden. Diese Bewegung erhöht die Herzfrequenz und verbessert die Durchblutung.

Eine weitere Übung ist das "Armkreisen". Setzen Sie sich aufrecht hin und strecken Sie die Arme zur Seite aus. Machen Sie kleine, kreisende Bewegungen mit den Armen, zuerst in die eine Richtung, dann in die andere. Diese Übung stärkt nicht nur das Herz, sondern auch die Schultermuskulatur.

Eine weitere effektive Übung ist das "Sitzende Treten".
Setzen Sie sich aufrecht hin und heben Sie abwechselnd die Füße, als ob Sie in die Pedale eines Fahrrads treten würden. Diese Bewegung stärkt die Beinmuskulatur und verbessert die Durchblutung.

Eine interessante Studie, die die Vorteile von Herz-Kreislauf-Übungen im Sitzen unterstützt, wurde an der Universität von Birmingham durchgeführt. Die Forscher fanden heraus, dass ältere Erwachsene, die regelmäßig sanfte Übungen im Sitzen durchführten, eine signifikante Verbesserung ihrer kardiovaskulären Gesundheit und ihrer allgemeinen Fitness zeigten. Die Teilnehmer berichteten auch von einer besseren Lebensqualität und einem höheren Energieniveau. Ein weiteres Beispiel ist die Geschichte von Frau Müller, einer 75-jährigen Dame, die aufgrund von Arthritis Schwierigkeiten hatte, an intensiveren Fitnessaktivitäten teilzunehmen. Durch regelmäßige sanfte Herz-Kreislauf-Übungen im Sitzen konnte sie ihre Herzgesundheit verbessern und ihre Mobilität erhöhen, ohne ihre Gelenke zu belasten. Frau Müller berichtet, dass sie sich jetzt energiegeladener und weniger gestresst fühlt. Es ist wichtig, dass Sie bei diesen Übungen auf Ihren Körper hören und nur so weit gehen, wie es für Sie angenehm ist. Beginnen Sie langsam und steigern Sie die Intensität allmählich, wenn Sie sich wohler fühlen. Denken Sie daran, dass Konsistenz der Schlüssel ist. Tägliche 10-minütige Übungen können einen großen Unterschied für Ihre Herzgesundheit machen. Neben den körperlichen Vorteilen können diese Übungen auch helfen, Stress abzubauen und die geistige Gesundheit zu verbessern. Bewegung setzt Endorphine frei, die sogenannten "Glückshormone", die das Wohlbefinden steigern und Stress reduzieren können. Dies ist besonders wichtig für Senioren, die möglicherweise mit Einsamkeit oder Angstzuständen zu kämpfen haben. Zusammenfassend lässt sich sagen, dass sanfte Herz-Kreislauf-Übungen im Sitzen eine effektive und zugängliche Möglichkeit sind, die Herzgesundheit zu fördern und die allgemeine Fitness zu verbessern. Sie sind einfach durchzuführen, erfordern keine spezielle Ausrüstung und können leicht in den Alltag integriert werden. Durch regelmäßige Bewegung können Sie Ihr Herz stärken, die Durchblutung verbessern und Ihr allgemeines Wohlbefinden steigern. Probieren Sie diese Übungen aus und erleben Sie die positiven Veränderungen, die sie in Ihrem Leben bewirken können.

8.2 Atemtechniken zur Unterstützung der Herzgesundheit

Atemtechniken zur Unterstützung der Herzgesundheit sind ein wesentlicher Bestandteil des Stuhl-Yoga-Programms für Senioren. Diese Techniken sind nicht nur einfach durchzuführen, sondern bieten auch eine Vielzahl von gesundheitlichen Vorteilen, die speziell auf die Verbesserung der Herzgesundheit abzielen. Durch gezielte Atemübungen kann die Sauerstoffzufuhr im Körper verbessert und der Stress reduziert werden, was sich positiv auf das Herz-Kreislauf-System auswirkt. Die Leser lernen, wie sie ihre Atmung bewusst steuern können, um ihre Herzfrequenz zu regulieren und ihre allgemeine Herzgesundheit zu fördern.

Beginnen wir mit der tiefen Bauchatmung, auch bekannt als Zwerchfellatmung. Diese Technik ist besonders effektiv, um die Herzfrequenz zu senken und den Blutdruck zu regulieren. Setzen Sie sich bequem auf einen Stuhl und legen Sie eine Hand auf Ihren Bauch und die andere auf Ihre Brust. Atmen Sie tief durch die Nase ein und spüren Sie, wie sich Ihr Bauch hebt, während Ihre Brust relativ ruhig bleibt. Atmen Sie langsam durch den Mund aus und spüren Sie, wie sich Ihr Bauch senkt. Wiederholen Sie diese Übung für fünf bis zehn Minuten täglich. Studien haben gezeigt, dass tiefe Bauchatmung die Herzfrequenzvariabilität verbessert, was ein Indikator für ein gesundes Herz ist.

Eine weitere effektive Atemtechnik ist die Wechselatmung, auch bekannt als Nadi Shodhana. Diese Technik hilft, das Nervensystem zu beruhigen und den Blutdruck zu senken. Setzen Sie sich aufrecht auf einen Stuhl und schließen Sie die Augen. Verwenden Sie Ihren rechten Daumen, um Ihr rechtes Nasenloch zu schließen, und atmen Sie tief durch das linke Nasenloch ein. Schließen Sie dann das linke Nasenloch mit dem

Ringfinger und atmen Sie durch das rechte Nasenloch aus. Wiederholen Sie diesen Vorgang für fünf bis zehn Minuten. Diese Technik fördert die Balance zwischen den beiden Gehirnhälften und kann helfen, Stress abzubauen, was wiederum die Herzgesundheit unterstützt.

Die 4-7-8 Atemtechnik, entwickelt von Dr. Andrew Weil, ist eine weitere wirkungsvolle Methode, um die Herzgesundheit zu fördern. Diese Technik hilft, den Parasympathikus zu aktivieren, der für die Entspannung des Körpers verantwortlich ist. Setzen Sie sich bequem hin und atmen Sie durch die Nase ein, während Sie bis vier zählen. Halten Sie den Atem an und zählen Sie bis sieben. Atmen Sie dann langsam durch den Mund aus, während Sie bis acht zählen. Wiederholen Sie diesen Zyklus viermal. Diese Technik kann helfen, den Blutdruck zu senken und die Herzfrequenz zu stabilisieren, was besonders für Menschen mit Herzproblemen von Vorteil ist.

Eine interessante Fallstudie, die die Vorteile von Atemtechniken für die Herzgesundheit hervorhebt, stammt von der American Heart Association. In dieser Studie wurden Teilnehmer, die regelmäßig Atemübungen praktizierten, mit einer Kontrollgruppe verglichen. Die Ergebnisse zeigten, dass die Teilnehmer, die Atemtechniken anwendeten, signifikante Verbesserungen in Bezug auf ihre Herzfrequenzvariabilität und ihren Blutdruck erzielten. Diese Ergebnisse unterstreichen die Bedeutung von Atemübungen als ergänzende Therapie zur Unterstützung der Herzgesundheit.

Ein weiteres Beispiel ist die Resonanzatmung, auch bekannt als kohärente Atmung. Diese Technik zielt darauf ab, die Atmung auf einen bestimmten Rhythmus zu synchronisieren, um die Herzfrequenzvariabilität zu verbessern. Setzen Sie sich bequem hin und atmen Sie langsam und gleichmäßig ein und aus, wobei Sie jeweils fünf Sekunden für das Einatmen und fünf Sekunden für das Ausatmen verwenden. Diese Technik kann helfen, das autonome Nervensystem zu regulieren und die Herzgesundheit zu fördern.

Es ist auch wichtig zu erwähnen, dass Atemtechniken nicht nur die physische Herzgesundheit verbessern, sondern auch einen erheblichen Einfluss auf die psychische Gesundheit haben können. Stress und Angst sind bekannte Risikofaktoren für Herzkrankheiten, und durch die regelmäßige Praxis von Atemübungen können diese negativen Emotionen reduziert werden. Eine Studie, die im Journal of Psychosomatic Research veröffentlicht wurde, zeigte, dass Teilnehmer, die regelmäßig Atemübungen praktizierten, eine signifikante Reduktion von Stress und Angst erlebten, was wiederum ihre Herzgesundheit verbesserte.

Darüber hinaus können Atemtechniken auch die Schlafqualität verbessern, was wiederum die Herzgesundheit positiv beeinflusst. Schlafmangel ist ein bekannter Risikofaktor für Herzkrankheiten, und durch die Praxis von Atemübungen vor dem Schlafengehen kann die Schlafqualität verbessert werden. Eine Studie, die im Journal of Clinical Sleep Medicine veröffentlicht wurde, zeigte, dass Teilnehmer, die Atemübungen praktizierten, eine signifikante Verbesserung ihrer Schlafqualität und eine Reduktion von Schlaflosigkeit erlebten.

Zusammenfassend lässt sich sagen, dass Atemtechniken eine einfache, aber äußerst effektive Methode sind, um die Herzgesundheit zu unterstützen. Durch die regelmäßige Praxis von tiefen Bauchatmungen, Wechselatmungen, der 4-7-8 Atemtechnik und der Resonanzatmung können Senioren ihre Herzfrequenz regulieren, ihren Blutdruck senken und Stress abbauen. Diese Techniken sind leicht zu erlernen und können bequem im Sitzen durchgeführt werden, was sie ideal für Senioren macht, die ihre Herzgesundheit verbessern möchten. Indem sie diese Atemübungen in ihre tägliche Routine integrieren, können Senioren nicht nur ihre physische Herzgesundheit verbessern, sondern auch ihre geistige Gesundheit und ihr allgemeines Wohlbefinden fördern.

9. Schlusswort: ein gesünderes Leben mit Stuhl-Yoga

In unserer Reise durch "Stuhl-Yoga für Senioren" haben wir entdeckt, wie tägliche Yoga-Sitzungen die Lebensqualität älterer Menschen erheblich verbessern können, indem sie Mobilität, Gleichgewicht, Flexibilität, Kraft und Vitalität steigern. Jedes Kapitel bot praktische und leicht umsetzbare Übungen, die nicht nur Stress reduzieren, sondern auch die Herzgesundheit fördern.

Erinnern wir uns daran, dass Stuhl-Yoga nicht nur eine körperliche Aktivität ist; es ist ein ganzheitlicher Ansatz, der Geist, Körper und Seele integriert. Dieser Ansatz macht Stuhl-Yoga besonders wertvoll für Senioren, indem es ihnen ein mächtiges Werkzeug bietet, um ihre Unabhängigkeit zu bewahren und die Lebensqualität im Alltag zu verbessern.

Während wir dieses Buch abschließen, ermutigen wir die Leser, Stuhl-Yoga regelmäßig in ihre Routine einzubauen. Es ist nie zu spät, anzufangen, und die Vorteile erstrecken sich weit über die Dauer jeder Sitzung hinaus. Der Weg zu einem gesünderen und aktiveren Leben beginnt mit einfachen Schritten, und Stuhl-Yoga ist der perfekte Begleiter auf dieser Reise zum Wohlbefinden.

Danke, dass Sie sich entschieden haben, mit uns die Wunder des Stuhl-Yoga zu erkunden. Fahren Sie fort zu üben, zu erkunden und die zahlreichen Vorteile dieser alten Kunst, die angepasst wurde, um das Wohlergehen älterer Menschen zu unterstützen, zu genießen. Möge jeder neue Tag mehr Kraft, Gelassenheit und Gesundheit bringen.

ODER KOPIEREN SIE DIE URL UND FÜGEN SIE DIESE EIN:

https://qrco.de/bfHAsQ